胃腸って実は、とってもとっても大切な臓器です。
なぜなら、私たちの生命エネルギーを作る場所だからです。
「胃腸が弱っている」ということは、「生命力が弱い」ということ。
生きる力を生み出している場所が、うまく働いていないのです。
しっかりおなかが空いて、食べ物がおいしくて、
食べたあとも体が軽やかで、元気に快適に過ごすことができる。
それが「胃腸が元気」で、生命力にあふれた状態です。

そんな状態に近づけるには、どうしたらいいのでしょう？
その答えのひとつが「スープ」。中でも「気《き》血《けつ》スープ」です。
温かくて、滋養となる具材がたっぷり入ったスープは胃腸をくつろがせ、
消化吸収もスムーズ。生命エネルギーを確実にチャージしてくれて
私たちを元気な状態へ、一歩ずつ近づけてくれるもの。
まずは手軽なものから1杯、スープ養生を始めてみませんか？

はじめに

食べても元気が出ない人は、胃腸の弱りが原因。胃腸を元気にするには、「スープ」が最適です

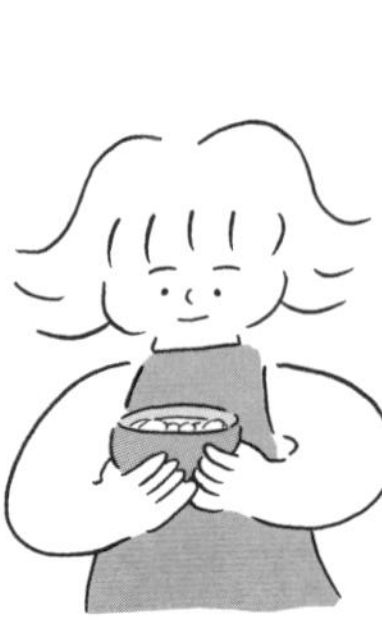

突然ですが、質問です。みなさんは毎日、おいしくごはんを食べていますか？　「おなか空いたな、ごはんの時間が待ち遠しいな」「食べたら元気が出た！」という状態でしょうか。「若い頃は、モリモリ食べていたんだけどなあ」「そういや最近、おなかが空いてから食べていないかも」「胃もたれが通常営業となっちゃった」などなど、不穏な返事が聞こえてきそうです。鍼灸院に来られる患者さんを拝見していても、毎食きちんとおなかが空いて、おいしく食事が食べられている人は、思いのほか少ない印象です。

きちんとおなかが空くようになるには、どうしたらいいでしょう？　「食事抜き」「断食道場」「カロリー消費の激しい運動」「胃薬に頼る」といった答えが返ってきそうです。しかし食

事は、毎日のこと。これらの対策は現実的ではありませんよね。そもそもの**「胃腸の調子を落としている原因は何か」**を考えなくてはいけません。

「飽食の時代」と言われ、「現代人は食べ過ぎ」とも言われますが、それが原因なのでしょうか？　しかしこの「食べ過ぎ」は、単純に「食べる量が多い」ということではないのです。胃腸を弱らせるもの、つまり**「嗜好品の食べ過ぎ」がとても多い。**逆に「体を養うもの」は、驚くほど摂取できていなかったりします。**たくさん食べていて、体型はむしろふくよかなのに、栄養失調という人が実はびっくりするほど多い**のです。

拙著『お手軽気血《きけつ》ごはん』では、「気（体を動かすエネルギーや動力源）」や「血《けつ》（西洋医学で言う「血液」とほぼイコール）」が不足している「気血両虚」の人が多いことに注目して、ツナ缶のような動物性たんぱく質をしっかり食べて、気血不足にならないような食養生を紹介しました。「おかげですごく元気になりました！」というたくさんの反響の一方で、「食べたいけれど、胃もたれして食べられない」「食欲が出ない」という人の多さにも驚きました。

胃腸が弱っているから、気血の材料を食べたくても食べられない。これは立派な「体調不良」です。けれど**多くの人は胃腸の不調を「自分の体質だから」「年齢的に仕方ないのよね」などと、軽視して、あきらめています**。それは大きな勘違い！　なぜならその不調は、自らの生活習慣と食習慣によって招いているケースが圧倒的に多いのです。逆に言うと、**心がけ次第で、胃腸の不調の多くは治せる**のです。

「胃腸が元気」というのは、生きる上でとても大切なことです。**私たちの気力・体力の源は、食べ物**です。食べ物できちんと心身を作り、動かす原料に変換できれば、体に筋肉がしっかりついて免疫力も高まり、内臓全体も活発に働き、毎日元気に過ごすことができます。鍼灸院にいらっしゃる人も、胃腸が元気な人は治りが早い。逆に言うと胃腸が弱い人は、治すためのエネルギーが供給不足になっているわけですから、なかなか回復しません。どんな薬を飲んでも、鍼治療をしても、食べ物に勝るパワーはないのです。そしてどんなに「体にいい」とされる食べ物であっても、胃腸が弱り、消化吸収できなければ宝の持ち腐れ……もっと率直に言えば、ゴミの上に宝石を置いているようなものなのです。

私たちの胃腸にも「体力」があります。風邪などで全身の体力が落ちているときは、胃腸の体力も落ち、消化力が弱まって栄養をうまく吸収できなくなります。繰り返しますが、体力の源は、胃腸で消化吸収される食べ物。**元気になるためには、胃腸の体力をつけることがとても大切**なのです。

だからこそ、胃腸の体力が落ちているときは、できるだけ胃腸の負担を減らすことが大切です。**胃腸が苦手なものを断ち、喜ぶものを食べる。**喜ぶもののひとつが、この本のテーマ「スープ」です。スープでおなかがゆったりとくつろぎ、消化吸収がスムーズに行われ、全身に元気の源が行き渡れば、胃腸も体も元気になっていきます。ちなみに「胃腸が元気だと、たくさん食べられて太りやすくなっちゃう」と思う人が多いようですが、これは大きな勘違い。のちほど解説しますが、**太るのは、逆に胃腸が弱いサイン**なのです。

毎日おなかが空いて、食べ物がおいしく感じられ、無駄に食べ過ぎることなく、食べたあとにもたれず、体も軽くて、快適に過ごせる。それこそが胃腸が元気な状態。すご〜く快適だと思いませんか？　まずは1週間、胃腸が弱まる原因を避け、スープ生活を始めてみましょう。そんな快適な状態に思いのほか早く近づけて、驚くかもしれません。

まずはこんな1週間
1日1回のスープ養生

朝は食欲なし、いつも疲れていて、なんだか胃腸の調子が悪い。
そんな人こそ試してほしい、1日1回「気血スープ」のある生活。

月曜日

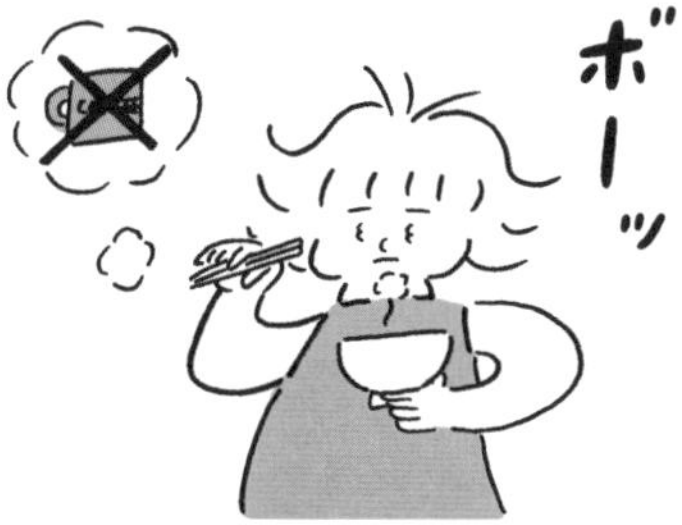

寝起きの悪い週初め、おなかは全然減らない。**コーヒー代わりに「かちゅー湯」**を飲む。おなかがホッと温まり、これいいかも〜。仕事中のアイスコーヒーも温かいお茶にしてみよう。

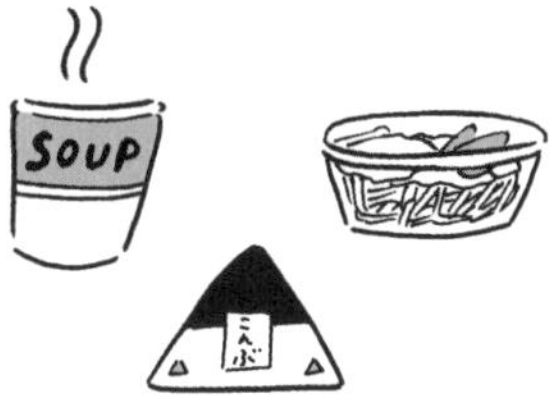

火曜日

今朝もかちゅー湯でスタート。仕事が忙しく「コンビニごはんしか食べる時間がない！」けれど、**パソコンの前から離れ**、おにぎりとインスタント中華スープ、それに鶏肉のサラダ。**きちんとかむ**ことを意識してみる。

水曜日

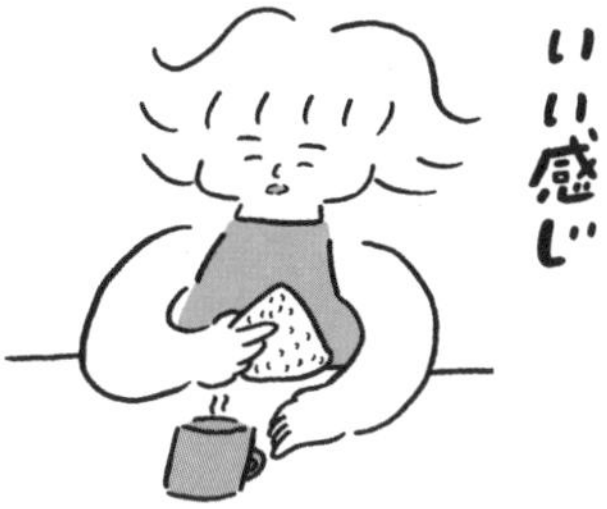

仕事が立て込み、帰社時間も遅くなりそう。会社を出る前に**魚肉ソーセージ**を食べたので、ヘトヘトにならずに帰宅できた。今晩は**買い置きのレトルトスープ**があるから心強い。3日目にして、胃が軽くなってきたかも？

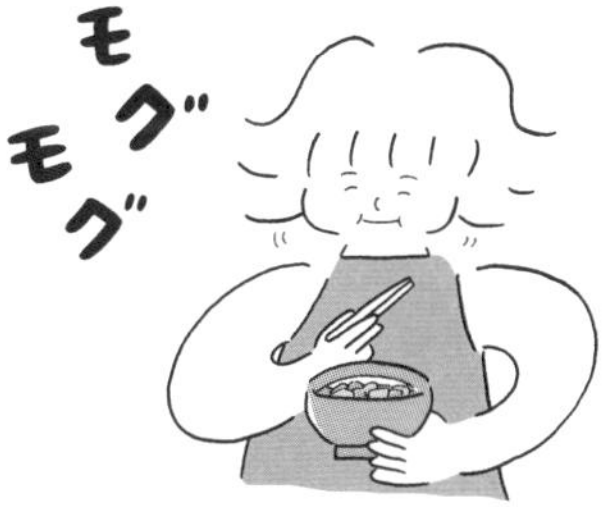

木曜日

今まで**朝食はパンばかりだったけど、今朝はごはん**を炊き、具だくさんのみそ汁と。よくかむとおなかの張りもマシになってきた。夕食用に、スープメーカーに肉と野菜もセット！

金曜日

昨日の夕食を早く済ませたおかげか、朝から食欲がある。仕事中も**「お菓子食べたい」と思わなかった**な。きちんとおなかが空くから３食きちんと食べられ、パワーが出る感じ。週の最後なのに夜まで集中力がもった。

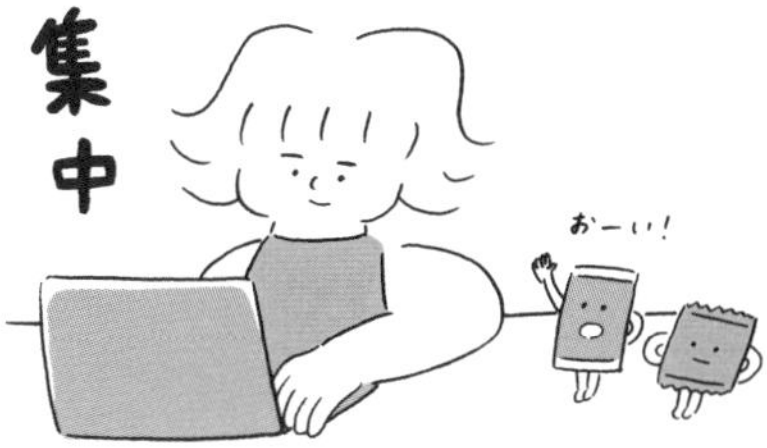

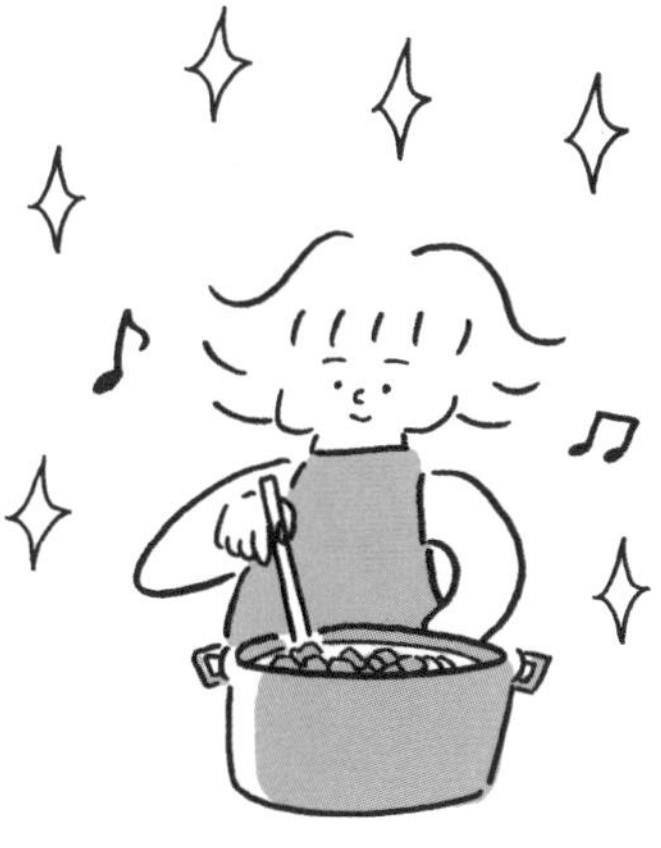

土曜日・日曜日

時間に余裕がある週末は、肉と野菜を塩でシンプルに煮た**スープを仕込み、冷凍保存**。ツナ缶や魚肉ソーセージが切れかかっていたので補充も。あれ？先週末は、疲れ切ってスマホ見ながらゴロゴロ寝てばかりだったのに、もしかして私、けっこう元気かも……？

1週間で胃腸を
元気にする8か条

1. 朝は必ずみそ汁を食べる
2. 食事は少量でも1日3回
3. 1日1回はお米を食べる
4. 毎日動物性たんぱく質を食べる
5. 冷たいもの・甘いもの・生ものを今の半分に
6. 食事は和食中心
7. 疲れた日、食欲のない日はスープ
8. 寝る3時間前までに夕食を

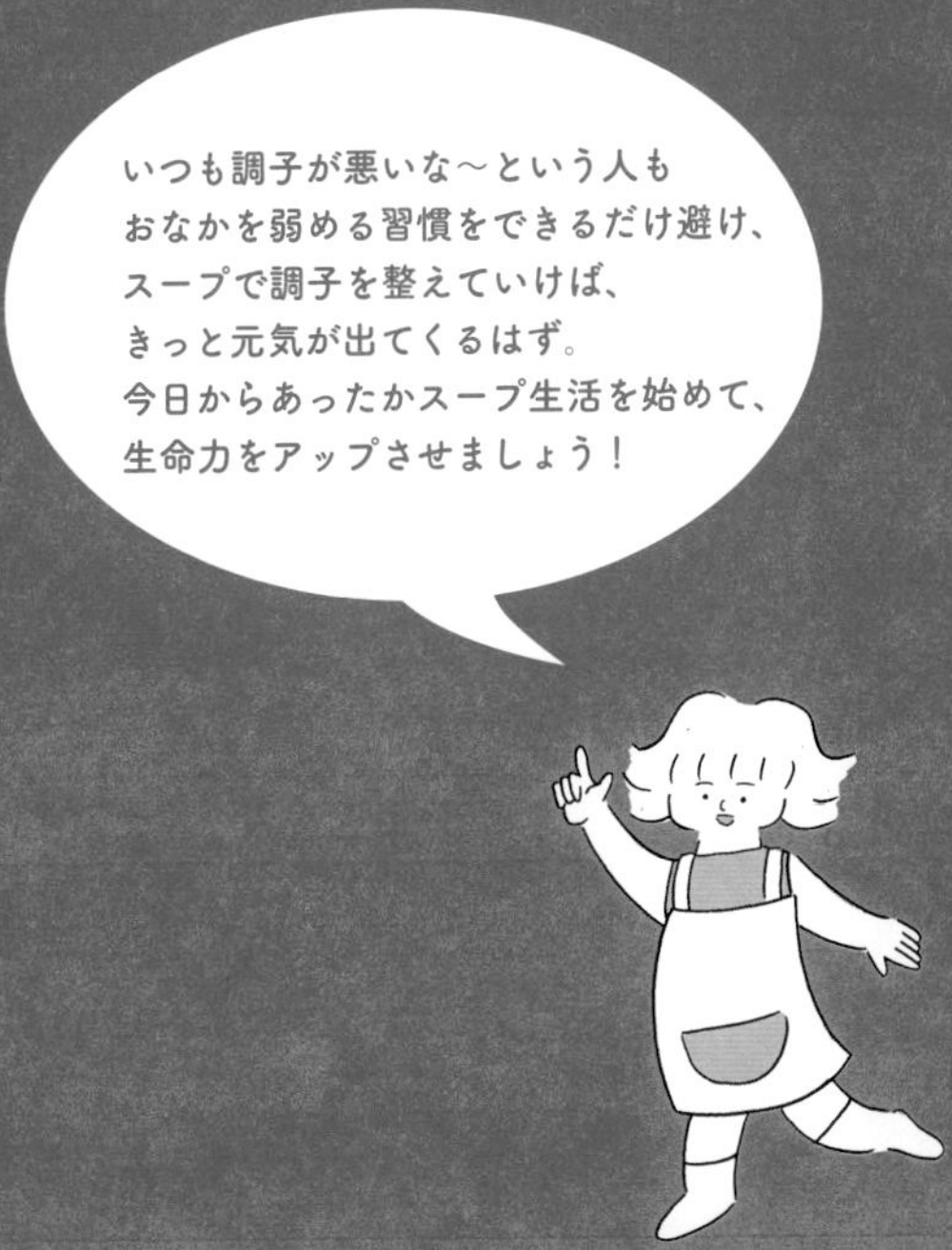
いつも調子が悪いな～という人も
おなかを弱める習慣をできるだけ避け、
スープで調子を整えていけば、
きっと元気が出てくるはず。
今日からあったかスープ生活を始めて、
生命力をアップさせましょう！

目次

Part 3 気血スープの選び方＆作り方

［レシピページの決まりごと］
・大さじ1は15㎖、小さじ1は5㎖。すりきり1杯の量です。
　1合は180㎖です。
・野菜類の皮をむく、種やわたを取り除く、
　きのこ類の石づきを取るなどの工程は省いています。
　ご自分の判断で行ってください。
・材料の状態や体調によって、調理時間や味つけは、
　ご自分の好みで調節してください。

Part 1

「胃腸が弱い」って どういうこと？

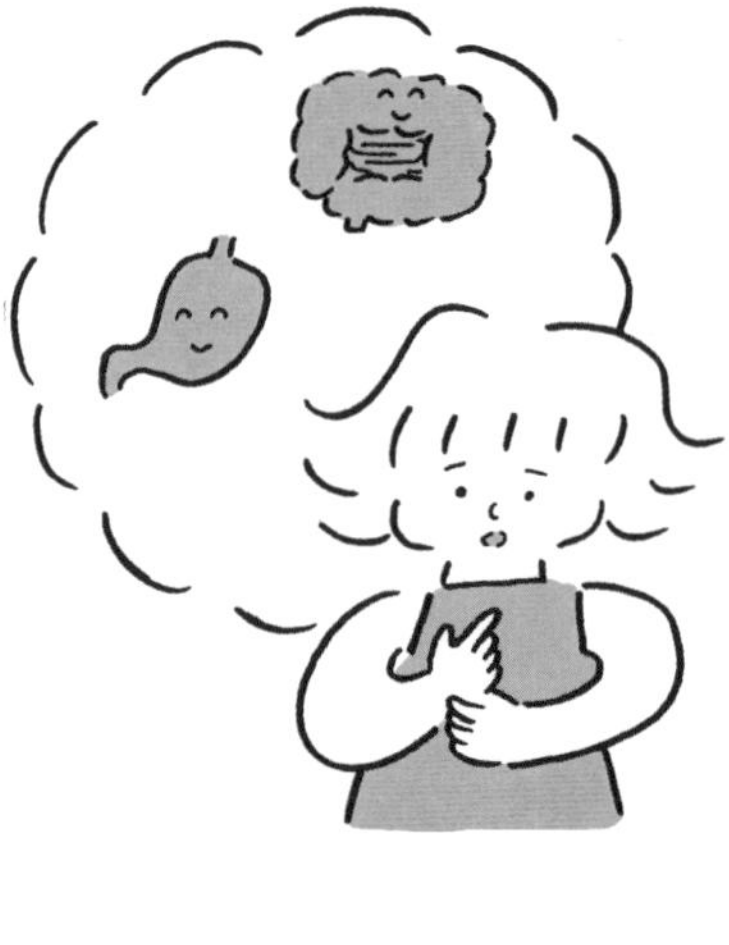

スープ生活を始める前に、
まずはなぜ胃腸が弱くなってしまったか、
その理由をしっかりと自覚しなくてはいけません。
ひと言で「胃腸が弱い」と言いますが、
症状は実にさまざま。
自覚症状がないだけで、
実はその状態、「胃腸の弱まり」の
典型的な症状だったりするのです。

気づいていませんけれど、それ「胃腸が弱い」症状です！

患者さんと話していると、**「胃腸が弱い」という自覚がない人が多い**のに驚くことがあります。「いや、食べることは好きなので」と、「食欲があるから胃腸は強い」という思い込みや、「年をとったから仕方ないですね」と何でも年齢のせいにする習性。それと「胃腸は関係ないでしょう、単なる私の体質ですよ」と、体の仕組みに関する誤解。いやいや、それは胃腸が弱まっているんですよ、「胃腸体力」が落ちているんですよ……と説明しても、なかなか伝わらないことがあります。そしてそんな**弱りの原因のほとんどは、長年の食生活や生活習慣**だったりするのです。胃腸の弱まりを甘く見てはいけません。まずは「もしかして私、胃腸が弱まっているのかも？」と自覚を持つことが大切です。以下のようなパターンに心当たりがないか、ご自分の症状や食生活を確認してみてください。

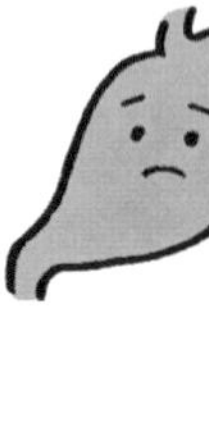

こんな症状❶

食べていないのに
なぜか太る
それって年齢のせい？

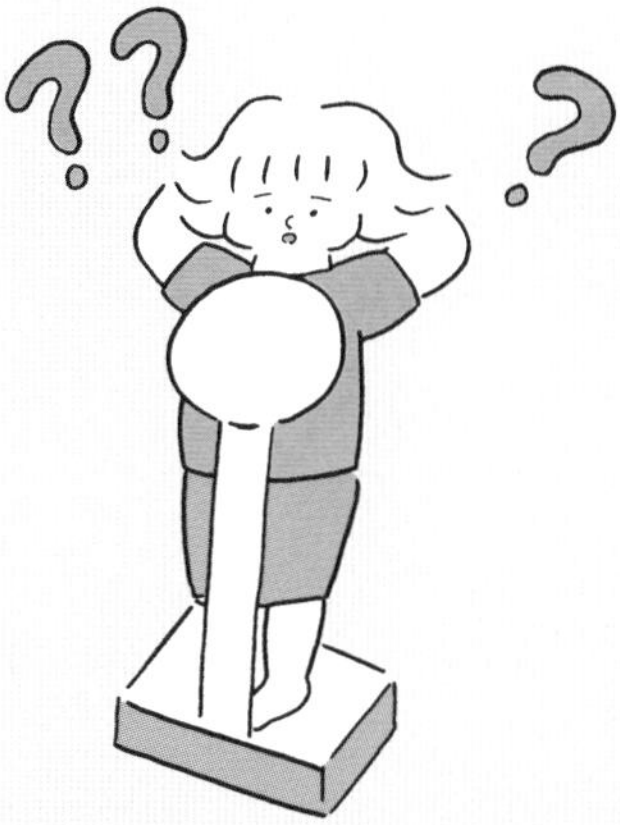

食べ物をエネルギーに変え、筋肉や骨、血液に変換するのは胃腸です。つまり食べ物から体に必要なものへと変換する力が強いほど胃腸が元気で、胃腸の体力がある人です。また体にとって必要なもの／いらないものの分別にも、この胃腸の体力が必要です。

しかし体に不要な食べ物をたくさん食べていると、胃腸の負担は大きくなります。ゴミが散らかって、整理整頓されていない部屋を想像してみてください。必要なものを取り出すにはゴミを捨て、整理しないと見つけられませんよね。それと同じことが体でも起きているのです。**ゴミ（体に不要なもの）ばかり食べていると胃腸は疲れてギブアップ、分別作業もおざなりに**なり、体内のゴミも増え続ける。「食べていないのに太る」は、そんな胃腸のお疲れ状態が原因なのです。

こんな症状 ❷

朝が来ても胃がドーンと重くて朝食が食べられない

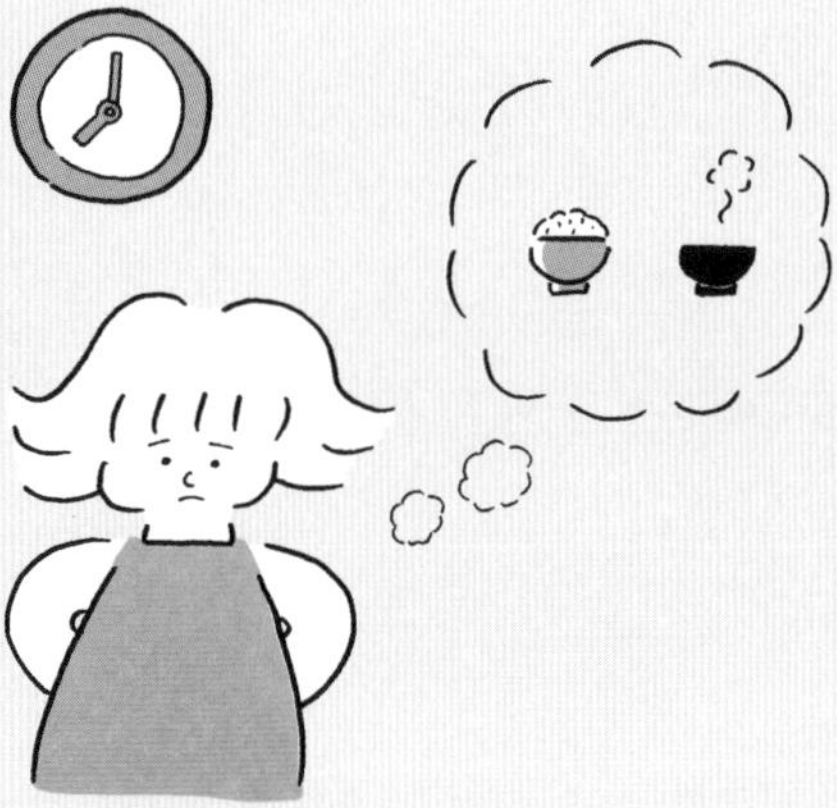

鍼灸院で問診していると、「朝食抜き」の人が本当に多いです。朝食の有無は学業成績に影響するという研究もありますが、朝のエネルギー補給がないまま過ごすとエンジンの起動が遅くなり、午後からようやく本格始動、夜に仕事や家事を持ち越して、夕食や就寝が遅くなりがち。疲れが取れないまま朝を迎え、だるくてなかなか起きられない、そんな負のループに陥ります。せめて温かいスープやみそ汁だけでも口にしてほしいと思います。

朝起きて、おなかが重くてごはんを食べる気が起こらないというのは、前日の借金を持ち越している状態です。夕食から寝るまでの時間が短いか、消化に時間のかかるものを食べているか。いずれにせよ「食べ物の消化は、その日のうちに」が鉄則です。借金を残さない胃腸体力をつけ、胃腸の負担を減らさなくてはいけません。

こんな症状③

ヘトヘトに疲れているのになぜか食欲がわかない

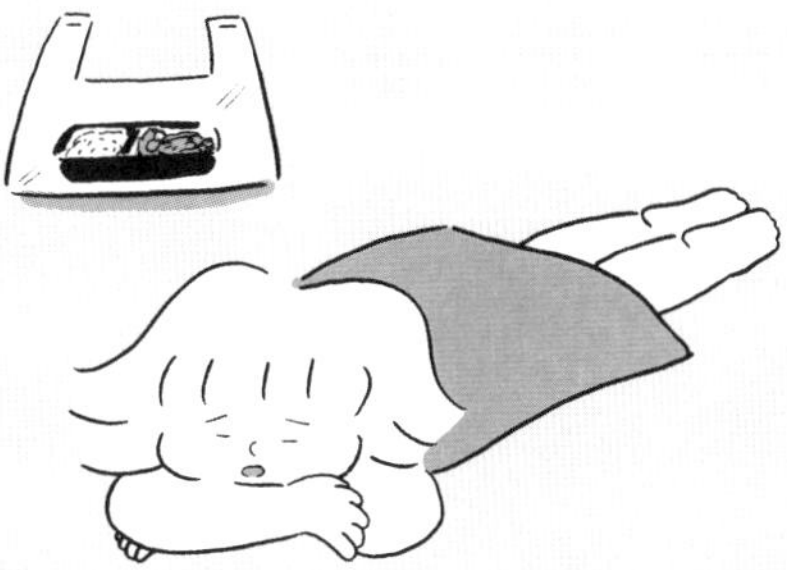

私たちの活動エネルギーの源は、主に食事です。ごはんを食べなければ、電池切れのスマートフォンのようなもの。動くだけのエネルギーがないので、体も頭も動かすことはできません。しかし食べることや消化・吸収にも体力が必要です。**あまりにも疲れると、胃腸を動かすだけの体力が残っていない**ことがあります。仕事を終えて帰宅し、料理を作ったらもうヘトヘトで食べる気力がないというのは、完全にエネルギーの電池切れです。

疲労がたまると頭も働きにくくなりますから、正常な判断力も失われます。疲れて食欲のないときに限って、普段食べない菓子パンを夕食にして、その後気持ち悪くなるといったパターン、あるあるではないですか？　体力に自信がない人は、すぐに食べられるレトルトスープなどを非常食として常備しておきたいものです。

こんな症状④

ごはんを食べたあとにモーレツに眠くなる

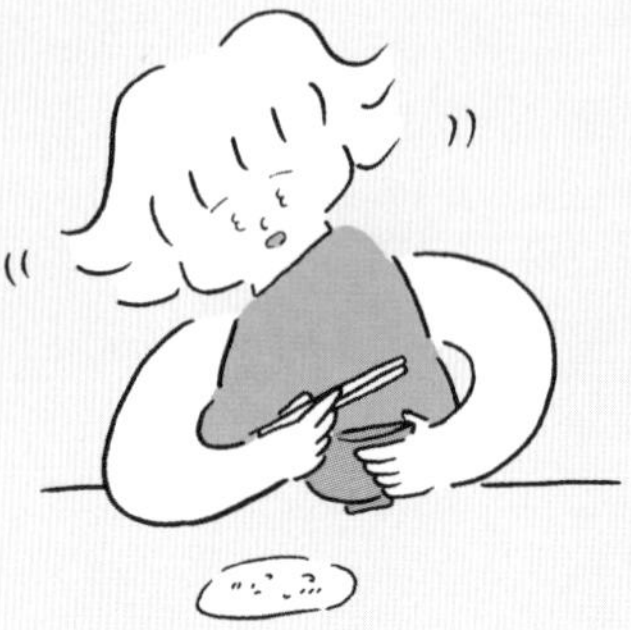

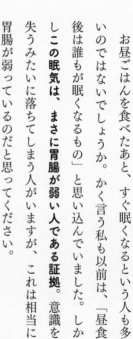

お昼ごはんを食べたあと、すぐ眠くなるという人も多いのではないでしょうか。かく言う私も以前は、「昼食後は誰もが眠くなるもの」と思い込んでいました。しかし**この眠気は、まさに胃腸が弱い人である証拠**。意識を失うみたいに落ちてしまう人がいますが、これは相当に胃腸が弱っているのだと思ってください。

先ほどからお伝えしているように、食べ物を消化・吸収するにはエネルギーが必要です。しかしこれに使いすぎてしまうと、他にエネルギーをまわす余裕がなくなります。**眠くなるのは、胃腸の弱さから来る体全体のエネルギー不足**です。眠いから目覚ましにと、アイスコーヒーやチョコレートを口にする人もいます。が、のちほど解説しますが、これらはますます胃腸に負担をかけ、眠気が取れない生活を長引かせるので、ご注意を！

こんな症状5

脂っこいものやお肉を食べるとドヨ～ンと胃もたれする

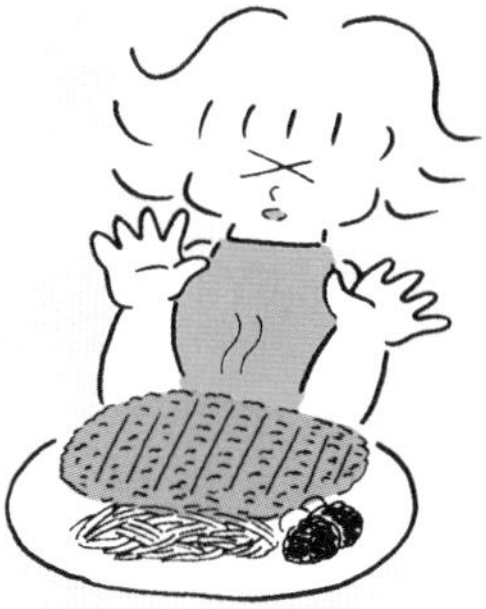

「年のせいか、最近お肉が食べられないのよね」というセリフをよく聞きます。確かに脂肪を体内でさばくには結構な消化力が必要ですが、すべて「年齢のせい」というのはちょっと違います。お年を召しても、うなぎや肉料理をモリモリ食べる人もいますし、中高年ならヒレ肉のとんかつ程度は、しっかり食べられるくらいの胃腸の元気があってほしいもの。

強いて言えば、**実年齢よりも胃腸の老化が進んでしまった状態**でしょうか。先ほどからお伝えしている胃腸体力の不足と、普段食べているものの質が悪くて、胃腸に余計なもの、ゴミがたまっている状態です。胃腸を元気づけるものをコツコツ食べて体力をつけ、ゴミがたまらない食生活で胃腸の働きをよくすれば、多少の脂肪や肉料理でも、おいしく食べられる日が戻るはずです。

こんな症状⑥

食後は常に胃が張りパンパンになってしまう

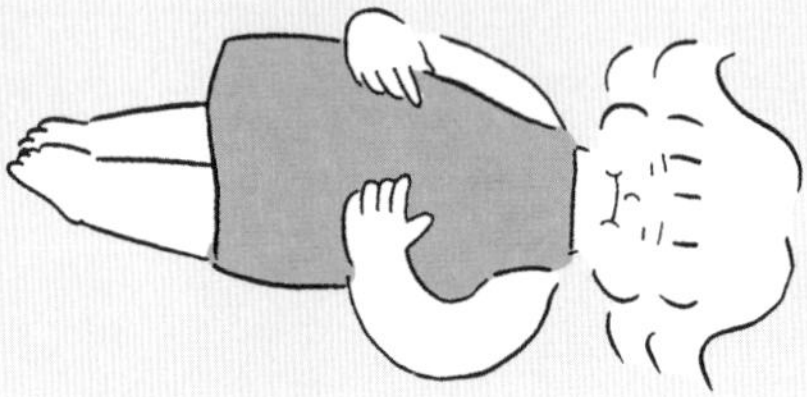

「食事はおいしく食べたのに、なぜかそのあと胃がずっと張って苦しい」という人も少なくありません。「食べたものが、いつまでも胃に残っている気がする」「胃があんまり動いている気がしない」と話す人もいます。もちろん食べ過ぎたときは誰でもこういう症状が起きますが、**胃が弱い人は大した量を食べていなくても、すぐに胃が張ってしまいます。**

胃が張るのは「消化」の問題です。消化する体力がなかったり、消化液が不足していたり。容積はもちろん消化力という点でも、胃がすぐにキャパオーバーになっているのです。量が食べられない人は、すぐにおなかが空きますが、そこで栄養にならないお菓子を口にしていると、いつまでたっても胃の体力はつきません。間食も栄養補給を心がければ、胃の体力も少しずつ戻ります。

こんな症状❼
下腹部が張ってガスがたまりゲップも出てしまう

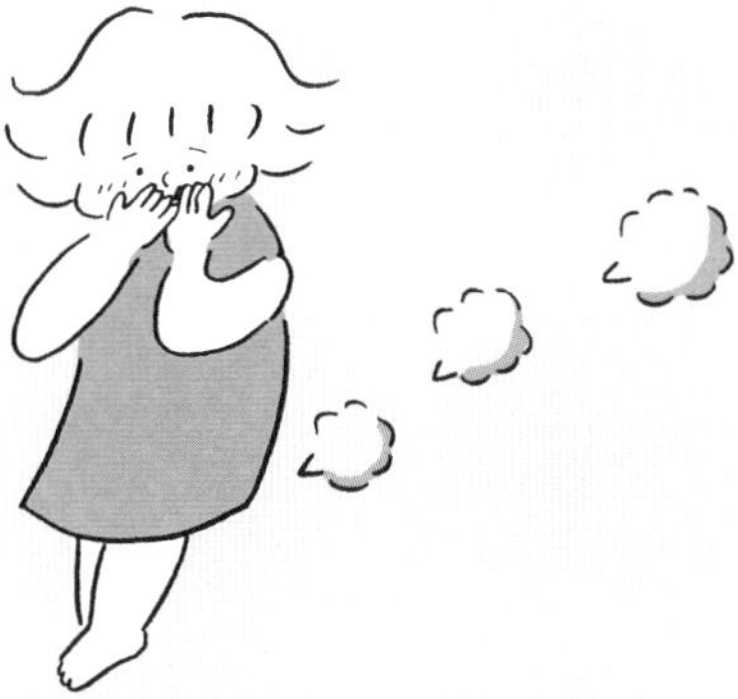

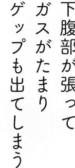

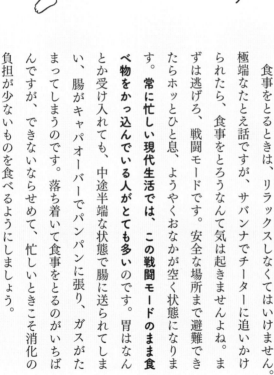

胃ではなく**下腹部（腸）が張るのは、「吸収」に問題があるか、忙しくてストレスが多いのが原因**です。

食事をとるときは、リラックスしなくてはいけません。極端なたとえ話ですが、サバンナでチーターに追いかけられたら、食事をとろうなんて気は起きませんよね。まずは逃げろ、戦闘モードです。安全な場所まで避難できたらホッとひと息、ようやくおなかが空く状態になります。**常に忙しい現代生活では、この戦闘モードのまま食べ物をかっ込んでいる人がとても多い**のです。胃はなんとか受け入れても、中途半端な状態で腸に送られてしまい、腸がキャパオーバーでパンパンに張り、ガスがたまってしまうのです。落ち着いて食事をとるのがいちばんですが、できないならせめて、忙しいときこそ消化の負担が少ないものを食べるようにしましょう。

こんな症状 8

便がゆるくて食べたものがそのまま出てくる

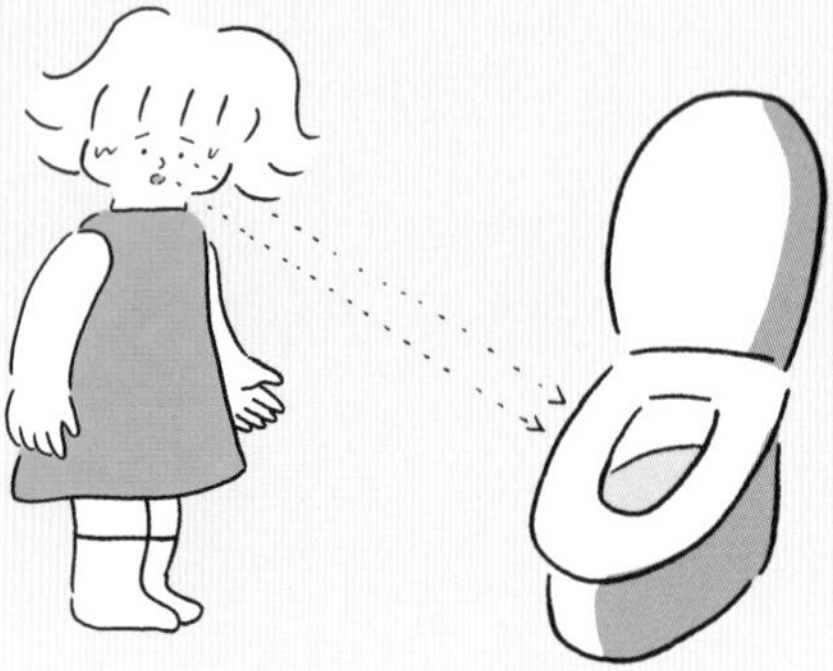

便秘を気にする人は多いですが、逆に「おなかがゆるいのは、よく出るのだからいいこと！」と思っている人も多いのではないでしょうか。もし**便がゆるゆるだったり、泥のようにベターッとしていたり、昨日食べたコーンがそのまま出てくるようなら胃腸が弱い証拠。消化吸収のうち「吸収」がうまくいっていないサイン**です。

食べ物を固形物と水分に分け、栄養を体にしっかり取り込み、不要なものを分離する。東洋医学ではその役割を担う臓器を「**脾**《ひ》」と呼びます。脾を弱らせるのは、甘いものや脂っこいもの。これらを食べ過ぎると体内のゴミ（痰湿《たんしつ》＝余計な湿気）が増え、便がゆるみ、下痢になります。また腸は「冷え」がとても苦手。冷えると動きがとたんに悪くなり、固形物と水分の分離ができず、処理できないものを一気に下痢で外に出そうとするのです。

胃腸が弱い人＝生命力が弱い人

以上8つの症状、いかがでしょうか。これらの症状がある人は、みんな「胃腸が弱い人」なのです。覚えておいてほしいのが、**胃腸が弱いというのは単なる臓器だけの問題ではなく、「生きる力」が弱いということ。**胃腸が弱い人は、ご自分は生命力が弱いという自覚を持ってほしいのです。逆に言うと、胃腸をいたわり、元気でピカピカの状態にすることは、生命力をパワーアップさせることでもあるのです。

胃腸が弱いと「太らなくてラッキー！」という大いなる勘違い

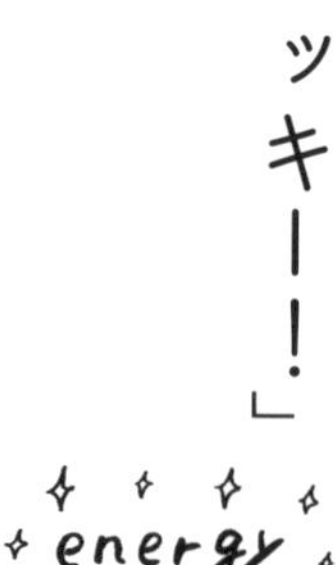

生命力について、もう少し解説します。東洋医学では消化器官の働きのことを「脾《ひ》胃《い》」と呼びます。「脾《ひ》」と「胃《い》」という臓腑を合わせたもので、**このふたつは連携して食べ物の消化吸収を担い、「胃」は消化、「脾」は吸収を担当**しています。

私たちが日々の生活を送るためのエネルギー源は、基本的に食べ物です。もちろん酸素（呼吸）も大切ですが、肉体を形作り、組織の新陳代謝を行うときの原料は食べ物。残念ながら私たちは仙人ではありませんから、呼吸と水だけで生きていくことは不可能です。食べ物を口にすることによって、毎日の生活が送れるのです。そして胃腸が元気でしっかり食べることができ、食べたものがスムーズに活動エネルギーに変換できている状態が「生命力が強い」と言えるのです。

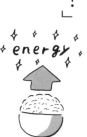

もし食べても、血肉にならず、エネルギーにも変換できなかったらどうでしょう？「食べても太らないなんて、ラッキー！」と思う人がいるかもしれません。ところがまったく逆で、**食べたものがエネルギーにならないということは、そのぶん体は重たくなる**のです。

例えばアスリートの多くはよく食べ、体を動かすエネルギーに変換するサイクルが非常に効率的です。食べたものが１００％必要な組織の原料となり、体を動かすエネルギーに変換されていれば、太ることはありません。しかし30％しか使われなかったらどうでしょう。**残りの70％はゴミになりますから、体を太らせたり、重だるくさせたりする原因として残ってしまう**のです。恐ろしいですね。「胃腸の体力」というものが、どれだけ大切なものか、ご理解いただけるのではないかと思います。

「胃腸の体力」がしっかりある人は、食べ物を高効率でエネルギーや組織へ変換できます。またゴミが少ない食べ物を選んでいる人も、これまた効率的に変換できるので、無駄が少ないです。「元気が出るものを食べる」と「食べられるくらい元気がある」は、どちらも大切なこと。しかし**胃腸が疲れ切っている場合は、まず胃腸が元気になること**を始めなくてはいけません。「胃腸を元気にする」行為のひとつが、パート2で解説するスープ生活なのです。

「疲れやすい」「元気が出ない」は胃腸が弱い人の典型症状！

繰り返しになりますが、食べたものをスムーズに消化吸収し、体を動かすエネルギーへと効率的に変換できる人が「生命力が強い人」です。食べてるそばからモリモリと元気が出て、「やるぞ！」と気力が湧いてくるような人が、胃腸が強く、生命力が強い人なのです。

それに対し、「なんだかいつも疲れているなあ」「やる気や元気が出ない」「動くのが億劫だなあ」と思う人は「生命力が弱い人」。これらは、胃腸が弱い人の典型症状なのです。体を動かす動力源である「気」と栄養や老廃物を運ぶ「血」は、胃腸で作られます。胃腸の元気こそが、すべての元気の源なのです。**「元気がない」と思ったら、まずはご自分の胃腸が健やかに働いているかどうか、体調をしっかり見極めることが大切**です。

13世紀に中国で書かれた医学書『脾《ひ》胃《い》論《ろん》』には、「**どんな病気も、胃腸が弱ることから起き**

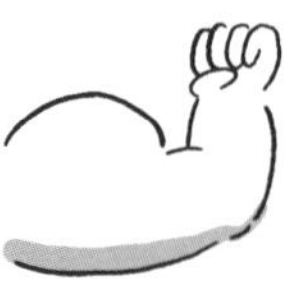

る」と書かれています。確かに例えば風邪やインフルエンザなどは、冷えや暴食などで胃腸の調子を落とすことからこじらせてしまうパターンが多いです。また、「胃腸が健やかでないと、元気は補充できない。**胃腸が弱ると、倍量を飲食しても元気が出ないだけでなく、さらにさまざまな病気も発生する**」とも書かれています。倍食べても元気が出ないだけでなく、消化しきれない食べ物が、病気を発生させてしまうというのですから、なんとも悲しいことですよね。「おなかの調子が悪い」というのは、単に食欲や食事だけの問題ではないのです。

食べ物は口にしたあと、口から胃へ、胃から腸へと重力に従って下へ下へと向かいます。しかしすぐに下がってしまってお尻からあっという間に排出されてしまうと、しっかり消化吸収することができません。それを体の中にとどめようと下支えし、なおかつ食べ物から得た栄養と水分を体全体に巡らせるためには上へ上へと向かう力が必要です。この**上へ上へと向かうのが「脾」の力**です。脾の力が弱まると、下痢になったり内臓下垂になったりします。おなかの調子が悪いと力が入らず、いつもダラッと力が抜けたような感じになりますよね。背筋をシャキッと伸ばし、上を向いて元気に生きていきたいもの。そのためにはやはり、胃腸を健康に保つことが、何よりも大切なことなのです。

「胃が弱い」と「腸が弱い」は同じようで違います

「胃腸」とひとくくりにしてしまうと混乱しがちですが、「胃が弱い」と「腸が弱い」は違います。東洋医学的に言い換えると「胃が弱い」と「脾が弱い」です。

「胃が弱い」というのは、**消化力が弱い、たくさん食べられない、食べたものが消化されないといった状態**です。おなかが空きにくいというのも典型的です。食欲と直結しますし、食事の量で把握できるので、自覚もしやすいでしょう。

一方「腸が弱い」は、なかなか分かりにくいです。吸収に関連するので、食べてからタイムラグがあるからです。**栄養や水分の吸収がうまくいかず、食べ物がスムーズに変換されにくくなっているので、疲れやすく、体がだるい**と感じることが多いです。便が出にくくなることもあれば、下痢や軟便、未消化物が増えることも。**水分代謝が落ちるので、むくみやすく食べた**

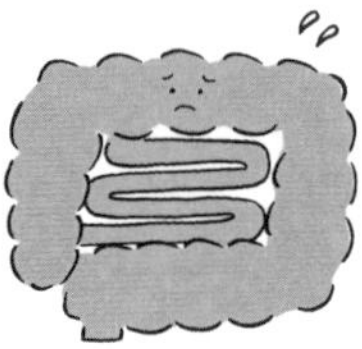

量に対し太りやすいということも起こります。
胃と腸は連携しているので、同時に調子を落とすことがありますが、どちらかだけ落ちる場合もあります。胃は元気なのに腸が弱いときは、食欲はあるのに吸収されない状態なので、「こんなに食べられるのに、胃腸が弱いってどういうこと？」とびっくりされることも。このタイプはむくみやすく、大して食べていないのに太りやすい。体力がないから動くのが億劫になり、筋肉もないから、ぽちゃっとした体型になりやすい傾向にあります。

胃が弱い・疲れている人のサイン

- □ おなかが空かない
- □ 量が食べられない
- □ 食べたものがもたれる
- □ 吐き気がする
- □ 口の中が粘つく
- □ 口臭が気になる
- □ 味がしない
- □ 口内炎や口角炎がある
- □ 食後に眠くなる

腸が弱い・疲れている人のサイン

- □ 食べたあとに腸が張る
- □ ガスでおなかが張る
- □ 便がゆるい、下痢をしやすい
- □ 明け方に下痢をする
- □ 食べたわりに元気が出ない、疲れが取れない
- □ 体がむくむ
- □ 筋肉がつかない
- □ 大して食べていないのに太りやすい
- □ 食後に眠くなる

実は絶滅危惧種？「胃腸が元気な人」はこんな感じ

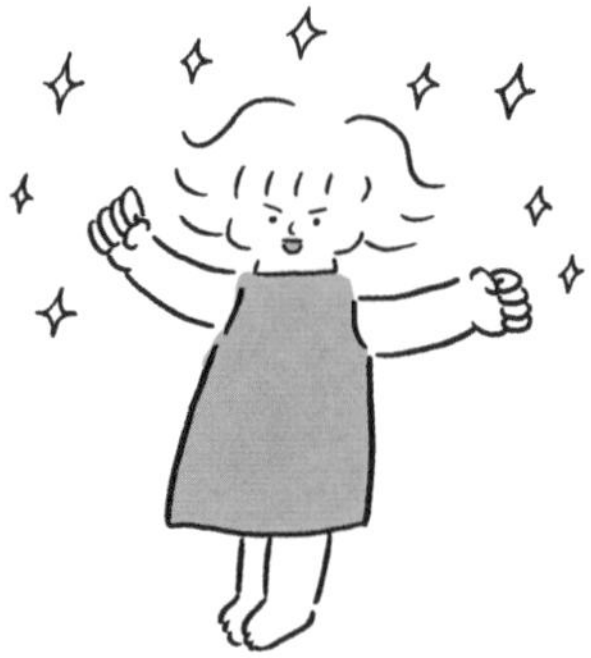

さて「胃腸の不調」について、いろいろ書いてきましたが、「じゃあ、元気なのはどんな状態？」と気になりますよね。簡単に言えば**「きちんとおなかが減って、おいしく食べられて、食べた分だけ元気になっている」状態**です。

もう少し詳しく言うと、「胃が元気」は毎日3食気持ちよくおなかが空いて、適切な量の食事をしっかり食べられて、食べたあとももたれないような状態。食べる前や食べたあとに胃が痛くなるようなことがなく、胃酸が上がってくることもない。口の中が変に粘つくことがなく、食べ物がきちんと味わえている感じです。

さらに「腸が元気」は、食べたあとにおなか（腸）が張ったり、ガスがたまったりすることがなく、下痢や軟便、便秘といったことがなく、毎日快便。食べた分だけ元気がチャージされ、体のむくみもない。運動すれば筋肉がきちんとつくような状態です。こうして書いてみると、胃腸の調子がいい人のほうが、少数派なのではないでしょうか。

何度も言いますが「胃腸が元気になると、たくさん食べて太っちゃう！」と勘違いしている人が多いのですが、**胃腸が本当に元気なら、無駄に太ることはありません。**また、変な食欲（異常食欲）も起きませんから、ドカ食いや偏食が激しい場合も、胃腸の不調を疑ったほうがいいです。

胃が元気な人のサイン

- □ 毎日三度三度おなかが空く
- □ おなかが空いたときに食べ、正しい量が食べられる
- □ 食べたものがもたれない
- □ 食べる前、食べたあとに胃が痛くない
- □ 胃酸が上がることがない
- □ 口の中が粘つかない
- □ 料理の味がきちんとする

腸が元気な人のサイン

- □ 食べたあとに腸が張らない
- □ ガスでおなかが張ることがない
- □ 便がバナナ型。下痢・軟便・便秘でない
- □ 朝（早朝ではなく）に排便がある
- □ 食べた分だけ元気が出る
- □ むくまない
- □ 運動すれば筋肉がきちんとつく

「ツナ缶でも元気が出ない人」は胃腸の弱りが原因かも？

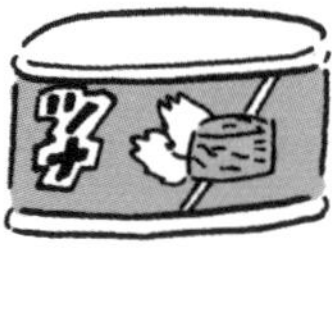

拙著『お手軽気血ごはん』では、「気血」が足りず、それが原因で不調になる人が多いので、「ツナ缶をはじめとした、気血の原料である動物性たんぱく質の食材を食べよう！」というメッセージをお伝えしました。たくさんの人がそれで元気になられた一方で、「ツナ缶を食べても、元気が出ないんです」と言う人も少なからずいらっしゃいました。**食べても元気が出ない、補っても不調を解決できない人は、それを受け入れる胃腸の弱りが原因**であることが多いのです。

疲れやすく、元気が出にくい人は、体にきちんと気血が補われていない状態です。これを分解すると

・供給不足（気血の原料である食べ物が足りない）

・需要過多（気血を使いすぎている）

のほかに、

・製造不良（気血をうまく作れていない）

という理由があるからです。「食べる→作る→使う」というサイクルのどこかがバランスを崩せば、気血不足になります。『お手軽気血ごはん』では特に「食べる」の部分に注目してお伝えしましたが、食べても「作る」ことができない場合は、元気も作れていないのです。**胃腸が弱れば、元気は作れない**のです。

繰り返しになりますが、「食べているのに疲れが取れない」「食べようと思っているのに、食べられない」というのは、気血の製造工場である「胃腸＝脾胃」が弱っているということです。製造できない工場にどんどん原料を送っても、原料がたまってしまって逆に生命活動の邪魔になったり、ゴミになったりします。そしてそのゴミが体内にたまっていき、新たな不調の原因となるのです。

そんなときはまず、胃腸を弱らせる食べ物をできる限り避け、元気づけるスープを口にしましょう。そうして**気血を作り出す脾胃という工場を、しっかり立て直すことが先決**なのです。

その食欲「まやかしの食欲」ではありませんか？

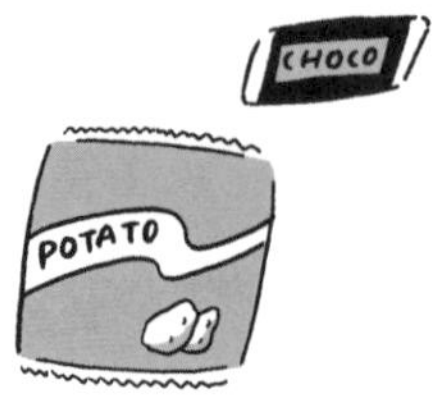

鍼灸院の患者さんと話していると「おなかは空いていないのに、何か食べたくなるんです」「食後についつい甘いものが欲しくなる」と語る人が多いです。こういう中に、気血不足、栄養失調の人が結構いらっしゃいます。そうすると「食欲はあるのに、栄養不足なんですか？」と聞かれます。

この食欲は、実は本当の食欲ではありません。「食」というのは、文化的なものであり、嗜好品でもあり、さまざまな側面がありますが、**最も大切なのは「心身を養う食」、私たちを元気にしてくれる食**です。「体を元気にするために食べたい！」と求める食欲があるかどうかはとても大切なこと。それに対し、「食後に甘いものが欲しい！」という食欲は、はたして体にとって本当に必要なものでしょうか？

「おなかが空いてないのに、何か食べたくなる」というのも、**体の調子が乱れたサイン、つまりニセの食欲**です。これは頭のストレスが大いに関係しています。ストレスが多く、疲れがたまっていると、胃腸は満たされていても、頭や気持ちが満足できないことを、食で解消しようとしてしまうことがあるのです。特にドカ食いや偏食（スナック菓子、チョコレート、辛いもの、脂っこいもの）で発散しがち。**頭の興奮が静まらないのを、たくさん食べることで胃に気が下がる作用を利用して、気を静めようとしている**のです。これらは、**胃腸が求める健やかな食欲ではなく、ストレス発散のためのまやかしの食欲**です。

胃腸が強い人は多少ハメを外しても自力で回復できますが、弱い人はこれが致命的になることがあります。「ストレスで夜中にケーキを食べたら、以後胃もたれが続き、ずっと食欲がない」というケースも。疲れているときは胃腸の体力も落ちます。いつもより弱った胃腸に、さらに負担になるものが勢いにまかせて大量にやってきたら、当然大ダメージになりますよね。

甘いものやスナック菓子を無性に食べたい衝動にかられたら、まずは自分のおなかに手を当てて、「本当に食べたいの？」と確認してみましょう。疲れたときに本当に欲しいのは、スープなどホッと安らぐ食事であるはずです。

「頭でっかちの食」は胃腸がリラックスしない

もうひとつ**「本物の食欲」と関係なく選びがちなのが「頭で考えすぎた食事」**です。「これは健康にいいから、食べておいたほうがいい」「この食材はこういう作用があるから、食べるべき」といった、頭で考えた食生活です。

科学的根拠をもとに食事を選ぶのも、確かに賢明な方法です。東洋医学でも「脾胃にいい食材」がありますから、それらを積極的に選ぶのも大切なことです。しかし知識がたくさんあっても、それを判断する基準を間違えている場合があります。

例えば「健康にいい」というのは、どんなふうに健康にいいのでしょうか。血圧を下げる？　血糖値を下げる？　便秘に効果的？　**その食材が「健康にいい」という判断は、人によって違います**。この本で紹介する「気血両虚」（気血が不足している状態）の人は体力がないので、デトックス作用の強いものを食べると、より元気がなくなります。それなのに「デトックスは体にいい」と思い込み、それらを食べ過ぎると、下痢がちになります。また朝起きられない人は血圧が低い傾向にありますが、高血圧の人にとっていい食材をたくさん食べると、血圧が上がりにくくなることがあります。そうすると、朝がますます弱くなってしまいます。

どうしても情報過多になりがちな現代社会です。また、情報量が多すぎるとその背景にある前提までとても理解できず、どの知識も断片的になることが多いです。特に健康情報は、その傾向が強いと感じます。情報を参考にしつつも、それをしたことで結果的に「自分の体が元気になっているかどうか」を判断基準にしていくことが大切です。**頭で理解するだけでなく、自分の体の感覚を大切に**してください。

特に胃腸に関することは、とても分かりやすいはず。**胃腸が本当に欲しているものを食べれば、おなかはゆるりとくつろいだ状態に**なります。それは温泉につかってほっこりしたり、気持ちのいいお布団で寝たりしたときのように、リラックスして心地よい状態です。滋味深いスープを口にしたとき、心身がホッとほぐれるようになったことはありませんか？　日々の生活で私たちの体に必要なのは、そんな心地よさを与えてくれる「食」なのです。

「断食」しなくていい食生活を送りましょう

プチ断食や断食道場に行く人が増えています。確かに断食は、胃腸疲れを解消する方法のひとつとして有効。特に「食積《しょくせき》」という食べ過ぎで胃腸の機能が落ちている状態には、効果的です。しかし**栄養不足の「気血両虚」の人は、もともとの体力がないので、断食をするのは危険**を伴います。断食はリセット。リセットは何もかもいったんストップすることですから、栄養の供給も止まります。一時停止しても充分に体力がある人はいいですが、ない人はその間に**ただでさえ少ない体力の貯蓄を削り使ってしまう**ことになりかねません。

また体力がある人の場合でも、なぜ断食しなければいけない状態になったのかの原因を考えなければ、断食はいつまでも終わらない対処療法となります。「食積」は、胃腸に消化・吸収されない食べ物が、ゴミとなって積もっている状態です。**部屋にゴミがたまりすぎて住めない**

から、会社を休み、業者を呼んで、家のゴミを捨ててもらった……たとえるなら、断食とはそんな状態。しょっちゅうゴミ捨てのために会社を休むのは、いかがなものでしょう。なぜ家にゴミがたまるのか、根本的な理由を考えませんか。ゴミの日にゴミを捨てないからか、無駄なものばかり買うからか、必要なものと不要なものを分別できないからか、疲れて掃除ができないからなのか。できればゴミのない、元気な胃腸にしておきたいですよね。

夜遅い食事が多かったり、胃腸に負担がかかるものばかり食べたり、間食が多かったりすると、もちろん胃腸は疲れて、疲労が蓄積すれば消化不良になります。食べる量の多さだけが負担になっているとは限らないのです。何によって疲れているか、理由をきちんと確認しなくてはいけません。そして胃腸に負担をかける生活スタイル自体を見直さなければ、**断食を繰り返すうちに体力低下、お肌もシワシワで老化の一途**……という可能性もあるのです。

どうしても胃腸の切り替えが難しい場合は、断食してもいいのです。でもその場合は、必ず専門家の監督の下で行うこと。**食事は抜くときより、再開するほうが難しい**のです。断食後は胃腸が動きませんし、消化液も出ません。急にものを食べても、それに対応できないのです。慎重に回復食をとらないと胃腸のダメージになることを、必ず頭に入れておいてください。

その流行の健康法
胃がヘトヘトになっているかも？

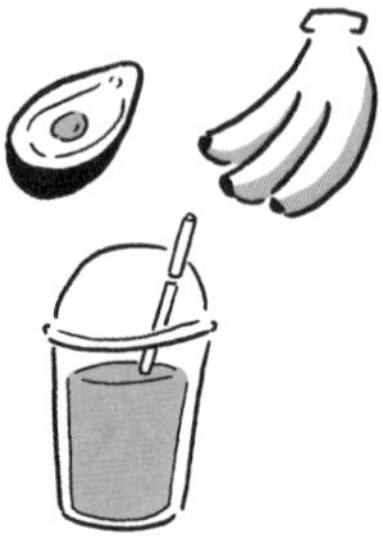

食べ物に関する健康情報は日進月歩、いろんなニュースや媒体で「あれがいい」「これがいい」という情報が飛び交っています。多くの女性は多かれ少なかれ、話題になったダイエット法を試したことがあるのではないでしょうか。

例えば一時期はやったスムージーは「酵素やビタミンの補給にいい」と言われていました。また「温活にはしょうが」と、何にでもしょうがを入れる人もいました。どちらもある側面では「体にいい」のです。しかしどんな健康法にも必ずデメリットがあります。

すべての食べ物は、必ず胃腸を経由します。胃腸を通らずに体に吸収される食べ物はありません。**胃腸が疲れている場合、スムージーや大量のしょうがは、メリットよりデメリットのほうが大きい**のです。実際に鍼灸院では、朝のスムージーをやめてもらうだけで胃もたれが治る人がいましたし、しょうがのとりすぎをやめるだけで胃痛とホットフラッシュが治った人もいました。特定の食材をたくさん食べるのは、偏食と同じ。基本的にできるだけいろんなものを食べるほうが、体は元気になります。

よく聞かれるのが「玄米のほうが、体にいいんですよね？」という質問です。胃が強くて肉食が多く、便秘気味の人は玄米を食べるといいでしょう。食物繊維が多く、食べごたえがあるので、おなかもしっかりふくれるからです。けれど**普段から食事の量が少なく、すぐに胃もたれして、便がゆるくなる人は玄米NG**です。さらに胃腸が疲れてしまい、症状も悪化するでしょう。

「体のため」とは、「誰の（＝どんな体質の）」と「どう体にいいのか」を明らかにしなくてはいけません。20代のスポーツ選手と50代の事務職の人は体のつくりだけでなく、エネルギーの消費のされ方やストレスのかかり方もまったく違います。体質や生活スタイルをトータルで見て「今の私の体にとって何が必要か？」「私の体が元気になるには、どうすればいいのか？」を考える必要があるのです。これが東洋医学における体質の見極めであり、得意とするところなのです。

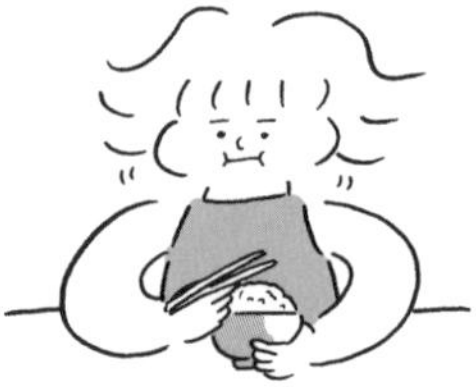

あなたのかみ方 きちんと唾液を出せていますか？

「よくかんで食べましょう」とは聞き飽きたフレーズかもしれませんが、胃腸のことを考えると、何度強調してもいいくらい、とても大切なことです。**しっかりかんで食べ物がおかゆ状になるくらい、口の中で唾液と混ぜ合わせること、これが「消化」の第一段階**です。

かむことによって食べ物は小さく、消化しやすい形態に変化します。もしかまずに飲み込めば、食道で詰まることもありますし、胃酸と接する面も少ないので消化に時間がかかってしまいます。もうひとつ大切なのは、唾液による消化。ごはんを口の中でよくかむと次第に甘くなってきますが、これは唾液の消化酵素によって、炭水化物が糖へと分解されているからです。

よくかまず、きちんと唾液と攪拌せずに食べる人は、消化のスタートが不充分なので、胃の負担が大きくなります。胃が疲れているときはなおさらです。忙しいときはいつもより体力が落ち、ストレスも強い状態なので、胃腸の働きは落ちます。そんなときによくかまずに勢いで食べ物を胃に放り込めば、さらなる胃疲れになることも。なお**スープを食べるときも、たとえポタージュタイプであっても、しっかり唾液と混ぜてから咀嚼するのが鉄則**です。

もうひとつ気になるのは「飲み物がないと食べられない」という人です。これはきちんとかむということができていないから、唾液がしっかり出ず、口の中の水分が不足しているためです。**飲み物で流し込めば、唾液も胃酸も薄まって消化力が落ちます。**口での消化と胃での消化、どちらも不充分で、消化不良が起きやすくなります。もちろん「食事中に水分をとるのは絶対にダメ」という意味ではありません。あくまで、かめない分を水分で流し込むのは消化に悪いという意味です。

最近の若い人は、あごが小さく、歯も収まっていないような印象を受けます。**「あごが軟弱だと消化力も低く、**元気も乏しいということです。世の中に出回る「おいしい」と話題の食べ物は、「やわらかい」「なめらか」「口溶けがいい」などあごにやさしいものばかり。これではあごは育ちません。スルメをかんでうまみを感じるようなことも最近は減りましたが、消化力を高めたい人は、ぜひあごのトレーニングに、よくかむ習慣を身につけてください。

カンタン舌診 & 便チェックで胃腸力をチェックしましょう

舌

［ 健康的な舌 ］

色は薄い赤、うっすら白い苔があり、むくんだりひび割れたりせず、ほどよくしっとりしている。

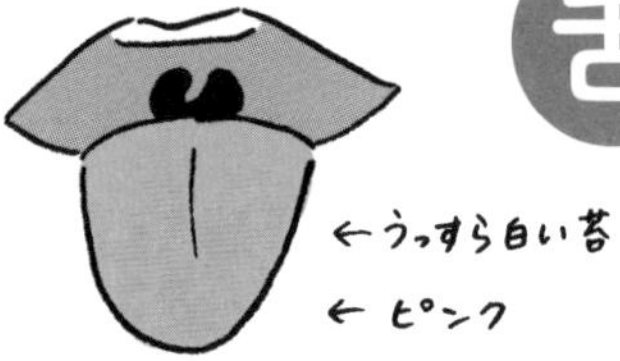

［ 不調のある舌 ］

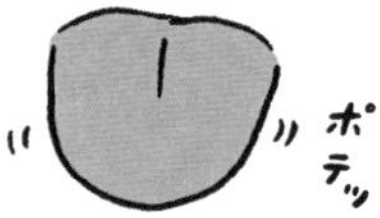

大きく腫れぼったい

⬇

体力がなく体が冷えている
肉・魚が少ない
食が細く胃腸力が弱い

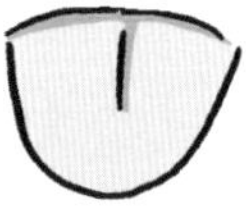

色が薄い、白っぽい

⬇

貧血・体力不足
肉・魚の量と質が足りていない

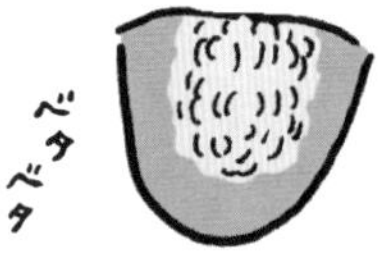

豆腐カスのような苔

⬇

消化不良・食べ過ぎ
（水分や甘いもの、脂っこいものの食べ過ぎ・夜遅い食事が多い）

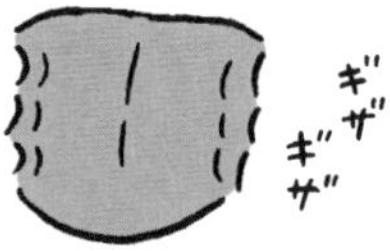

横に歯の跡がつく

⬇

気血の両方が足りない
働きすぎ・疲れすぎ

舌と便の色や形状は、古くから健康状態を診るのに
使われてきました。
ご自分でもできる初歩的な確認方法をご紹介します。

便

［健康的な便］

明るい茶色、黄土色
バナナ型で、するりと出る

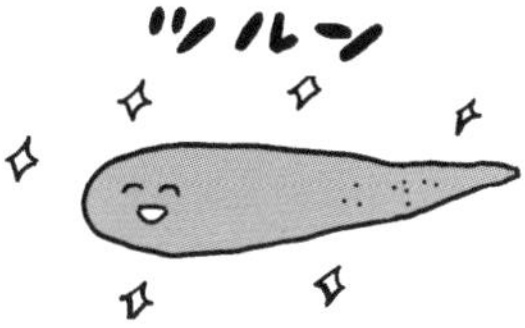

［不調のある便］

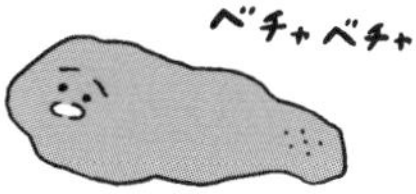

軟便（やわらかく形が崩れている）、
水様便

↓

吸収（脾）の力が弱い

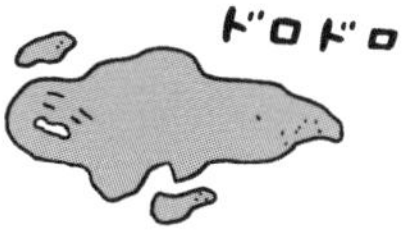

泥状便（便器に便がつきやすい）

↓

脂っこいもの、
甘いものが多く消化不良

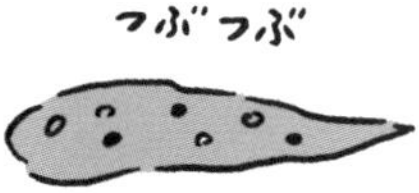

未消化物が混ざる便

↓

消化・吸収（脾）が弱い
胃腸が冷えている

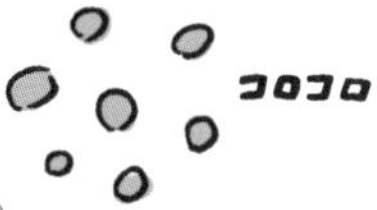

ちなみに

コロコロ便
（うさぎのフンのような便）

↓

貧血

改めて胃腸を弱らせるものをおさらいしましょう

いろんなかたちで「胃腸の弱まり」を紹介してきました。スープで胃腸をいたわる前に、まずはしっかりと「胃腸を弱らせるもの」を頭に入れておきましょう。胃腸は私たちが口にしたものを、すべて受け入れてくれるところです。中に入ってきたものを、いつでもコツコツと消化・吸収して、私たちのエネルギーを作ってくれる大切な場所です。

しかし、**何でも受け入れてくれるからといって、頭で考えた欲望や間違った食欲に突き動かされて、胃腸が嫌がるものを食べ続けていないでしょうか。また忙しさやストレスを言い訳に、胃腸が弱るライフスタイルを続けていないでしょうか。**

今から紹介する「胃腸が苦手なもの」をきちんと頭に入れて、できる限り胃腸をいたわってあげてください。そうすることで、あなたの生命力は確実にアップしていくはずです。

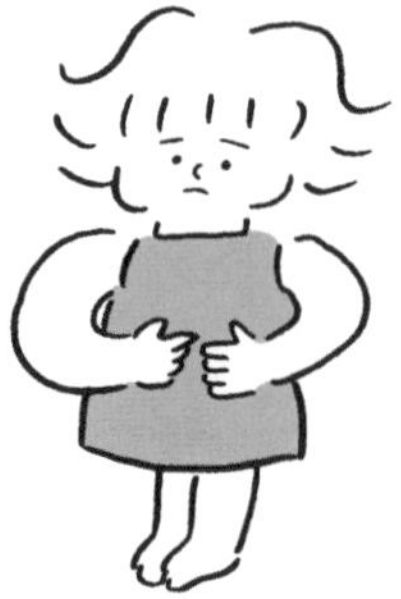

胃腸を弱らせるもの❶

冷たいもの

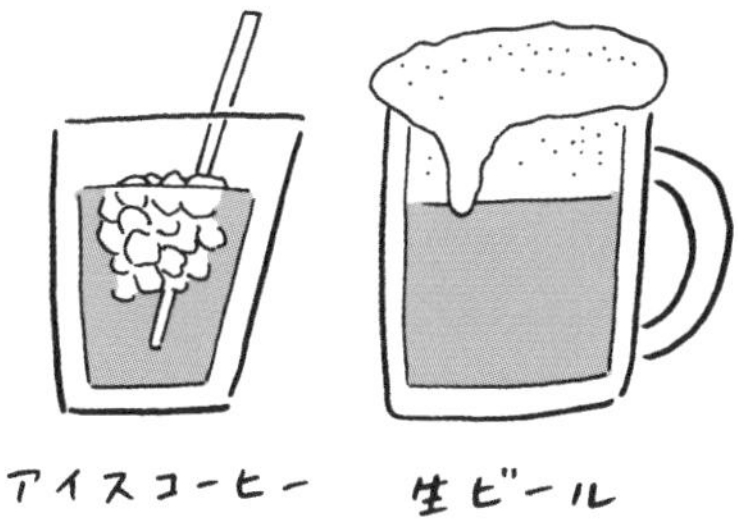

胃腸は「温かいもの」が好き。**体温より少し高い温度が、いちばんよく動きます。逆に言うと、「冷えること」は大の苦手**。冷えると寒がり、動きを止めてしまいます。誰もが冷たいもののとりすぎでおなかを壊したり、冬の寒い日におなかを下した経験があることでしょう。**これは中にあるものを出すことで、胃腸の温度を取り戻そうとしている状態**です。たとえ真夏でも、冷たいものを多く入れると胃腸の機能が落ち、夏バテになってしまいます。胃腸が弱いと自覚のある人は、氷入りの飲み物、アイスクリーム、冷たいビールやサワーなどを常飲常食していないか、見直してみてください。

また**外側から冷えないことも大切**です。おなかをさわってひんやりする人は、カイロや腹巻きを使い、とにかく冷やさないように気を配ってあげましょう。

胃腸を弱らせるもの❷

甘いもの

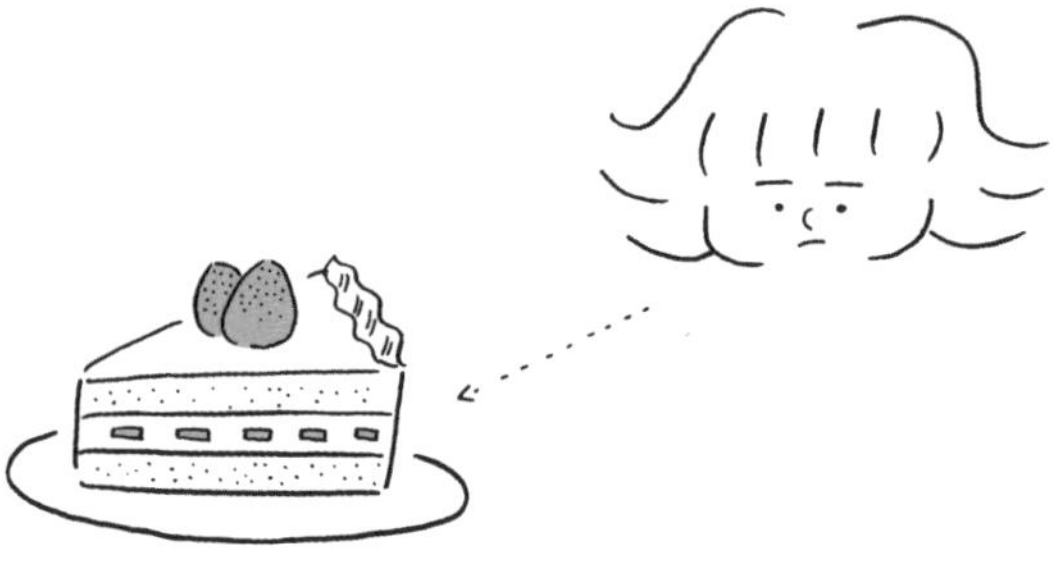

胃腸は湿気が多く、ベタベタしたものが苦手です。砂糖は水分を吸収しやすく、甘いものを食べ過ぎると胃がもったりとしてきます。胃腸が弱っているときに、つい菓子パンなどで食事を済ませる人が多いですが、これは悪循環。**現代生活はとにかく、生命活動に必要のないお菓子を食べ過ぎ**です。しばらく**甘いもの断ちしたら、胃腸がスッと軽くなる**人はすごく多いです。

なお東洋医学を勉強したことのある人は「甘味《かんみ》は胃腸を元気にするのでは？」と勘違いするかもしれません。五臓はそれぞれ、「味」にも対応しているのですが、**脾を元気にする「甘味」は、砂糖ではなく、お米やいも類のでんぷん質の甘みや、麹の甘酒など発酵食品の甘さのこと**です。しかしこちらも元気にするとはいえ、食べ過ぎは胃腸の負担になるので、ほどほどにしましょう。

胃腸を弱らせるもの❸

脂っこいもの

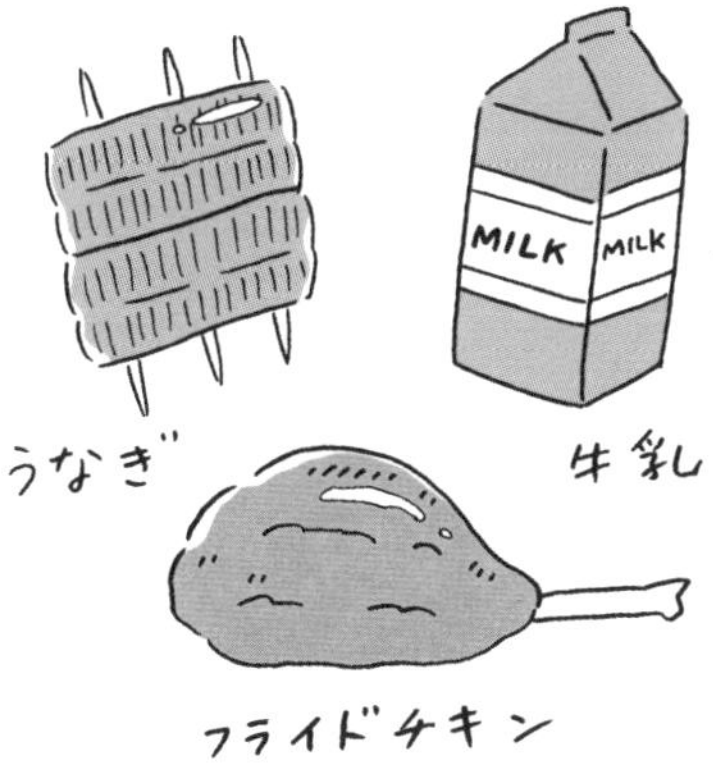

ベタベタつながりで、胃腸は脂っこいものも苦手。脂は消化にも、エネルギー変換のために運ぶのにも、胃腸の体力をとても使います。「スタミナをつけなくちゃ」と焼き肉やうなぎを食べたら、かえって胃もたれしてしまったことはないでしょうか。栄養価が高くても、胃腸に元気がなければ吸収できません。足腰が弱い人に重量挙げをさせているようなもの。疲れているときはスープなど、胃腸に負担のないものがいいのです。

見落としがちなのが乳製品の脂です。牛乳は、実は油と水が混じった飲み物。白く見えるのは油がコロイド状になっているからで、分離するとチーズやクリームになります。**毎日乳製品をとる人は、実はコンスタントに脂っぽいものをとっている**ので、胃腸が弱っている人は気をつけてください。

胃腸を弱らせるもの❹

湿気の多い気候や生もの

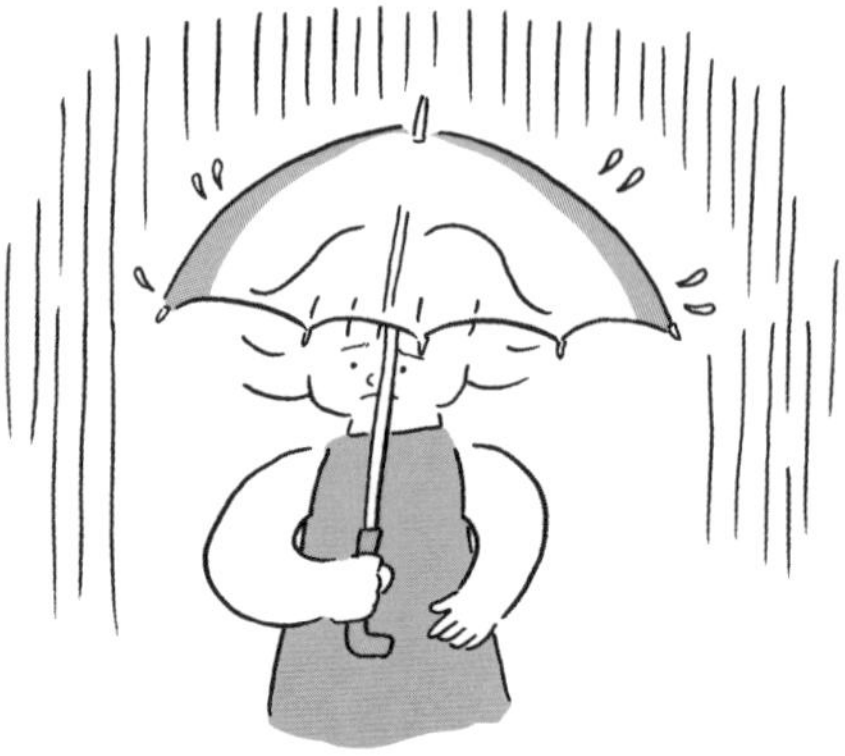

湿気も胃腸の大敵。大気中の湿気もそうですが、食べ物に含まれる湿気も苦手です。日本は湿気の多い国。冬以外は雨や湿気の多い季節が続き、胃腸の調子を落としがちです。脾胃の機能のひとつに、体内の水分を必要なものと不要なものに分離し、栄養と水分を巡らせる働きがありますが、湿気が多い時季はこの働きに負担がかかるのでむくみやすく、胃腸の機能も弱まります。**胃腸の弱さは日本人の風土病**でもあるのです。

また水分を多く含む生ものも、胃腸の負担が大きくなります。**刺身やサラダなどは調理されていないかわりに、私たちの胃腸が調理をしているようなもの。**多い水分を処理するには、それなりに負担がかかります。特に夏バテ時に生ものを食べるのは、口当たりがいいだけで不調に追い打ちをかけるようなものなのでご注意を。

胃腸を弱らせるもの❺

ストレス

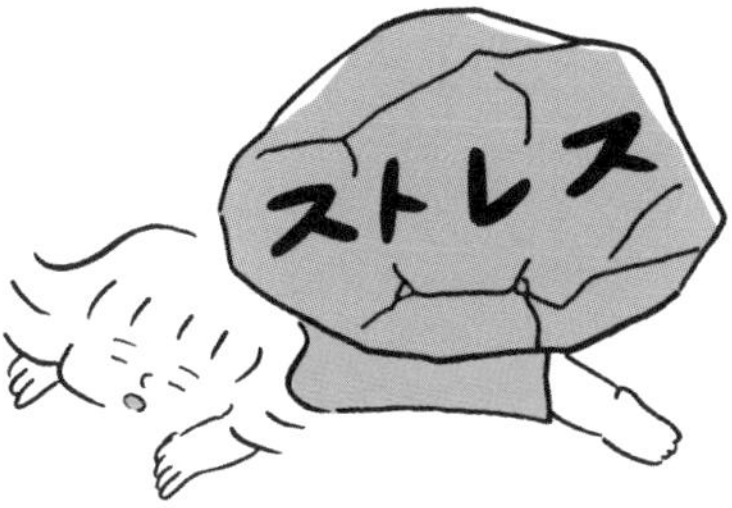

ストレスは万病のもとと言われますが、胃腸にとってもよろしくない要素です。**ストレスを受け止める臓器は、東洋医学では「肝（≒肝臓）」なのですが、うまく処理しきれなかったり、ストレスが大きく長期間にわたったりすると、その影響が「脾」に及びます。**胃酸が出すぎて胃が荒れたり、胃の働きが悪くなり、胃もたれや食欲不振を引き起こしたりという経験はないでしょうか。

また**ストレスや緊張感は腸の働きに負担をかけます。**仕事している日の夕方や夜に、腸が張る、ガスが多くなる人は、ストレスによる可能性が大きいでしょう。

先にも書きましたが、食事中はリラックスするべきであり、戦闘&緊張モードではおなかは減りませんし、胃腸もスムーズに働きません。難しいですがせめて食事中だけは、ストレスから意識を切り離す心がけを。

胃腸を弱らせるもの❻

過労・疲労

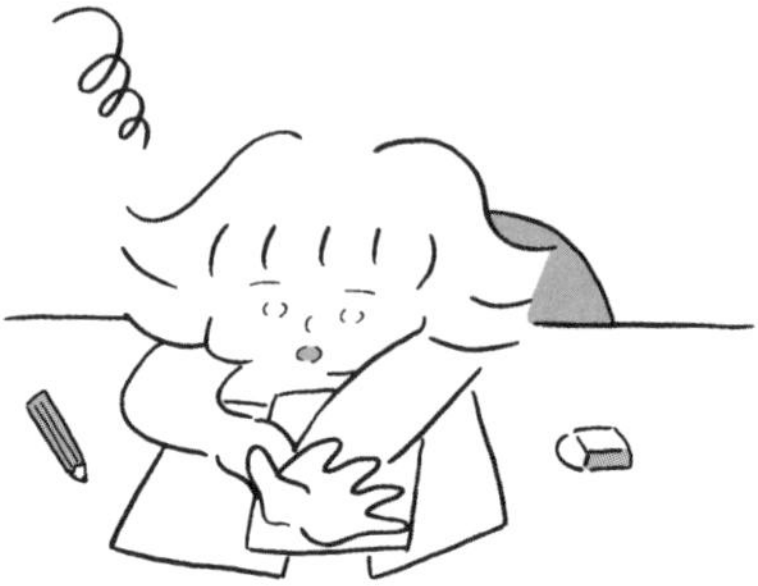

胃腸を動かすにも、ある程度の体力が必要です。胃腸にも体力があるとお伝えしましたが、**疲労がたまっている人、過労の人は、食欲も落ち、消化不良になりがち。**

例えばマラソンなど激しい運動をするとかなりエネルギーを消耗しますが、終えた直後はなかなかおなかが空きません。これはエネルギーが一時的に枯渇して、回復にエネルギーを集中しているからです。ある程度時間がたつと胃腸を動かす余裕が出て、おなかが空いてきます。

疲れやすいタイプの人は自覚もあると思われますが、「疲れすぎておなかが空かない」ということがあります。たまにならば仕方ありませんが、毎日こんな状態ではいつかエネルギーが枯渇してしまいます。**「あ〜おなか空いたな」と思えないほどの疲労はすでにレッドゾーン**ですから、必ず生活を見直すようにしてください。

もう一度おさらい！

胃腸を弱らせるもの6つ

1 冷たいもの

胃腸に冷えは大敵。氷入りの飲み物やアイスクリーム、
冷たいビールは要注意。外から冷えないよう防寒も心がけましょう。

2 甘いもの

胃腸はベタベタ湿気を生むものが苦手で、水分を吸収しやすい
砂糖類も苦手です。現代生活はとかく砂糖をとりすぎです。

3 脂っこいもの

脂肪を分解消化し、運ぶのは、胃腸にとって重労働。
脂っこい肉料理や魚類などは避け、
乳製品も脂肪分が多いので、食べ過ぎに注意。

4 湿気の多い気候や生もの

大気中の湿気も食べ物の湿気も、胃腸にとって負担。
水分を多く含む刺身やサラダなど生のものは、
口当たりはいいけれど胃腸へのダメージが大きいです。

5 ストレス

ストレスや緊張は胃腸を疲れさせ、胃もたれや食欲不振、
腸の張りやガスが多くなるなどいろんな不調を引き起こします。

6 過労・疲労

過労の人は食欲が落ち、消化不良になりがちです。
「疲れすぎておなかが空かない」という状態は
長く続くととても危険です。

その習慣、胃腸をいじめ抜いていませんか？

さて、胃腸を弱らせるものたちをおさらいしましたが、それを前提に現代の日本人の生活を振り返ってみると、いかに胃腸を酷使しているかがよく分かると思います。仕事やイベントに追われた忙しいライフスタイル、何気なく続けてきた食習慣、食に対する思い込みや誤解。これらが胃腸を酷使し、スムーズな消化吸収を妨げ、私たちの生命力をそいでしまっているのです。そしてその**根底には、「私たちの体は、日々口にする食事でできている」という意識の希薄さがある**ように思います。

薬を飲んだり、発酵食品を食べたり、腹巻きをしたり。いろんな方法を試してみたけれど、「どうして胃腸の調子が上がらないのだろう」という人は、以下の生活習慣に心当たりはないか、ご自分のライフスタイルを振り返ってみてください。

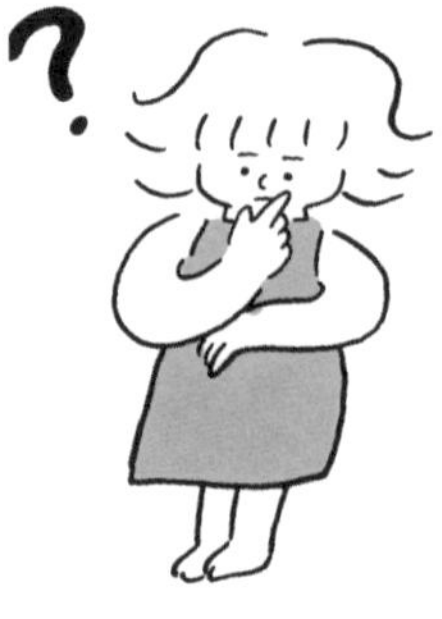

お菓子のせいで普通の食事をおろそかに

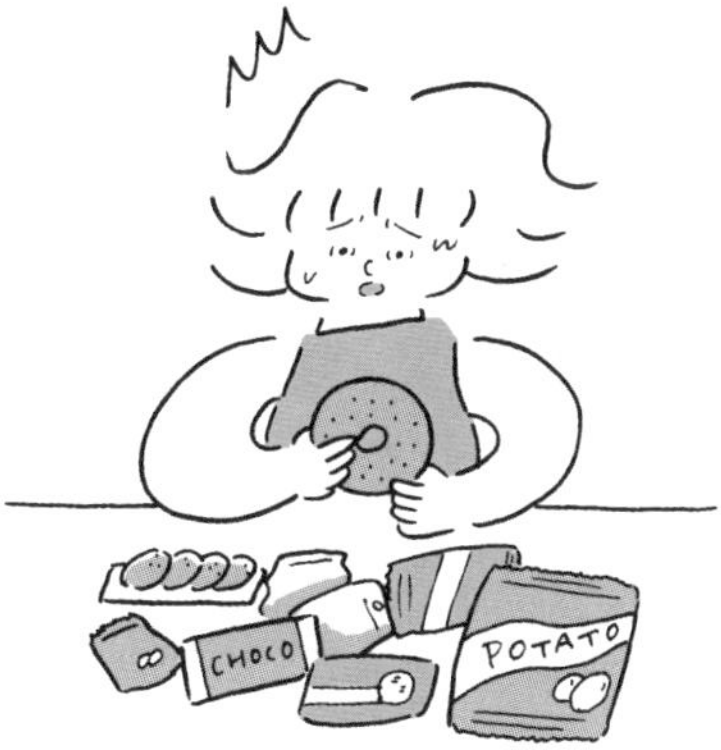

お菓子の食べ過ぎでごはんをきちんと食べられていない人が非常に多いです。例えば「チョコレートが好きで、毎日食べてしまう」という人は、その分食事を減らしてカロリーを帳消しにしようとしますが、残念ながら帳消しにはなりません。**甘いものは胃腸の負担になりますが、体を養うものにはならない**。つまり体力は消耗しているのに、補ってはくれないのです。体力や胃腸に自信がある人なら食べても大丈夫ですが、**疲れやすく胃腸が弱い気血両虚タイプの人には致命的**。3回ある食事の1回をお菓子である菓子パンなどで代用されると、すぐに気血は枯渇してしまいます。

「甘いものが欲しくて欲しくて仕方ない状態」は、**貧血の症状**です。1週間しっかり動物性たんぱく質をとれば、自然と甘いものをそれほど欲しなくなります。

胃腸を弱らせる習慣❷

消化が遅れる夜遅い食事

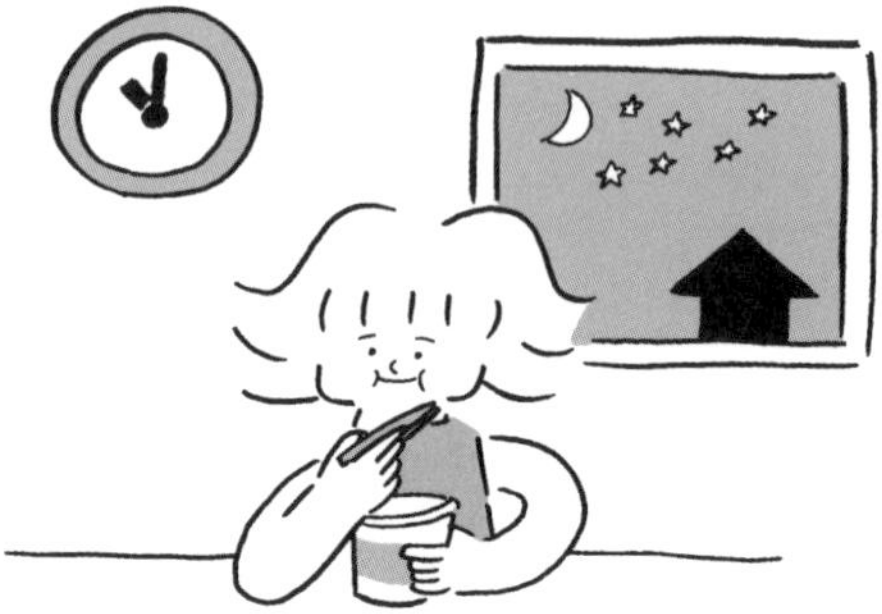

患者さんに問診していると、**驚くほど多いのが、夕食の時間が遅くて胃腸の調子を崩す人**です。仕事をしている人は夜8〜9時に食べる人が多く、10、11時台もざら。日付を超える人もいて、もはや夕食でなく夜食です。

寝る3時間前に夕食を済ませば、寝るときには消化が終わっています。しかし**未消化なまま寝ると、食積や痰《たん》湿《しつ》（体内の余計な湿気）がたまります**。すると朝起きてもおなかが空かない、胃が重い、体がだるいから仕事もはかどらないという悪循環に突入してしまいます。

また日本人は夕食をしっかり食べる人が多いですが、仕事で疲れた体は胃腸の働きも衰えているのに、そこに量を食べると、かなりの負担です。消化しにくい刺身や揚げ物が登場した日には大ダメージです。夕食が遅い日はせめて、負担が少ない料理を選びましょう。

胃腸を弱らせる習慣❸

切り替わらない在宅ワーク

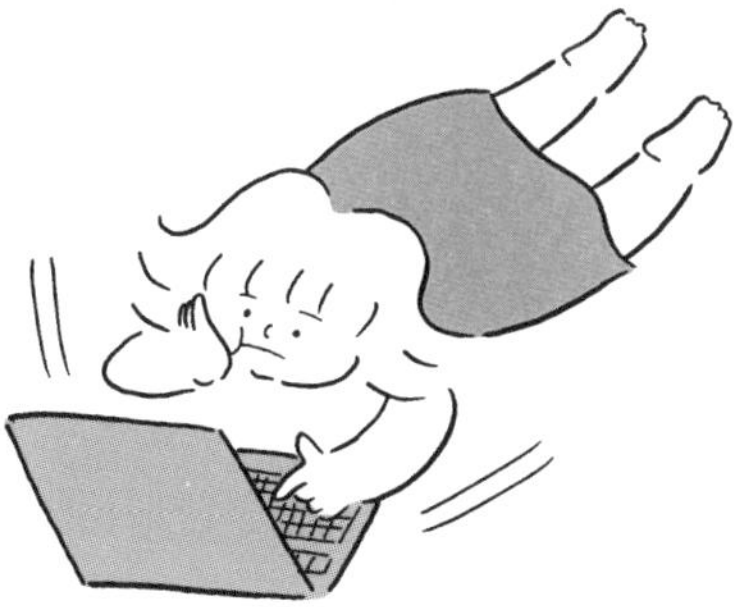

コロナ禍によって在宅ワークの人が増え、切り替わった直後に胃腸の不調を訴える人が非常に増えました。通勤がなくなって運動量が減ったことと、慣れない生活や先の見えない不安感やストレスで、胃腸の働きが停滞したのだと思います。在宅ワークでリラックスして仕事ができる人がいる一方で、リラックス空間である家にまで仕事が入り込み、くつろげる場所がなくなった人も。**仕事とプライベートの頭が切り替わらない状態が続くと、緊張感で胃腸の働きも落ちてしまいます。**

パソコン前で仕事をしながら食事をとる人も多いですが、これも消化不良の原因です。忙しいと早食いやきちんとかめないことも多くなります。せめて食事時間はパソコンやスマホを閉じ、心身ともにきっぱり仕事から離れるようにしましょう。

胃腸を弱らせる習慣❹

朝ごはんにパン&コーヒー

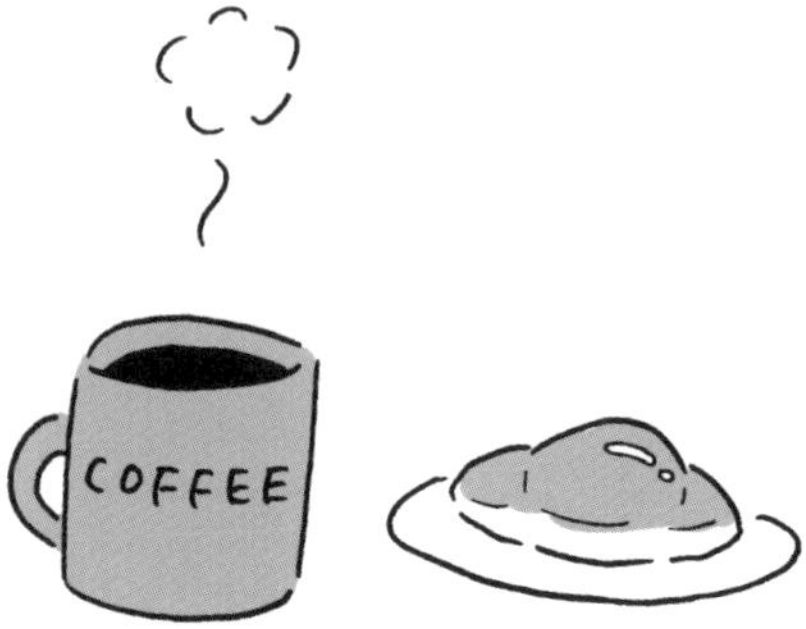

朝食について尋ねると、「パンとコーヒーのみ」という回答をよく聞きます。しかしこれは私たちから見ると、**午前中の体力を賄い、一日活動するための頭と体の起動には、パワー不足。**気血を補ったり、胃腸を助けたりするものが何ひとつないのです。胃腸が弱い人は体力がなく朝も苦手。朝はできるだけ簡単に済ませたい気持ちは分かりますが、逆に食パンとコーヒーで済ませているから、いつまでたっても朝にボーッとしてしまうのです。

食パンや菓子パンはふくらんでいるだけで実際に体の栄養になるものはとても少なく、菓子パンはほとんど油脂と砂糖。食パンにぬるのもバターやジャムで、甘いか脂っこいかで胃腸の負担になるものばかり。またコーヒーは胃粘膜を荒らすことがあり、栄養に関しては皆無。カフェインで上げているのは「カラ元気」なのです。

胃腸を弱らせる習慣 5

日本人に合わない西洋式食事

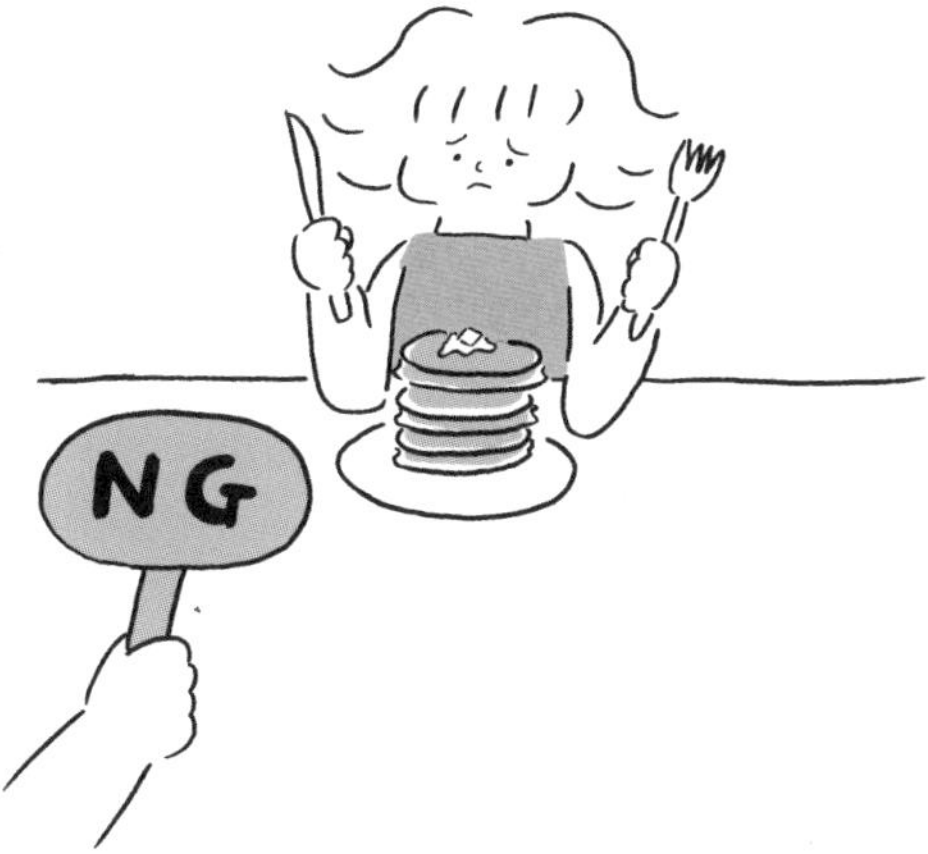

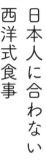

鍼灸院は東京・表参道という土地柄、患者さんはトレンドに敏感な人が多いです。ハワイや西海岸発祥のライフスタイルがはやった頃、健康情報や食事も影響される人が少なくありませんでした。しかし私たちが暮らすのは、高温多湿の日本。**食事は風土を反映したもの、気候が違えば合う食事も異なります**。

湿気が少なく温暖な地域であれば、スムージーやフルーツサラダも胃腸の負担にならないでしょう。パンケーキにバターの朝食も。チーズにワインもおいしいですが、胃腸が弱っている人にチーズは重いし、お酒も消化力を落とすもの。もちろんこれらを絶対に食べていけないわけではないですが、楽しみの食と体を養う食は、別もの。胃腸が疲れているときは避ける、食べるのはたまの楽しみにするなどメリハリをつけることが大切です。

ダイエット食で胃腸を壊す

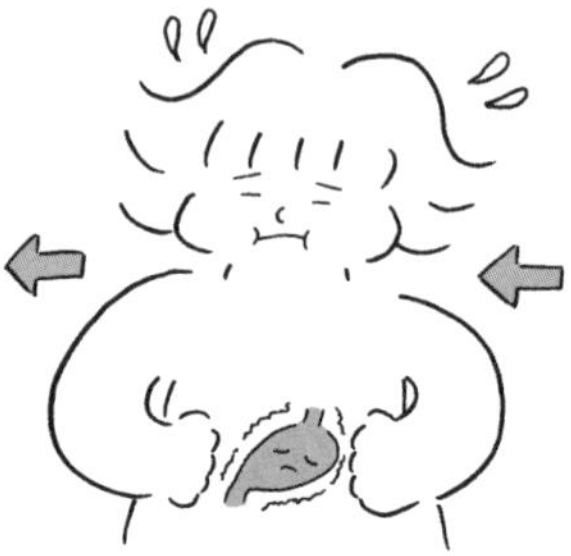

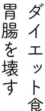

胃腸が疲れていると水分代謝が落ちるので、むくみやすくなります。これを「太った」と思い込んでダイエットに走る人がいるのですが、その結果ますます体力がなくなり、今度は「食べていないのに太るようになった」と負のサイクルに嘆く人も多いです。

ダイエット法の多くは、実は胃腸に負担を強いるものばかり。脂質など体に余分なものを徹底的に「便で出す」もしくは「栄養をとらせない」ようにします。しかし**胃腸が弱い人は、必要なものと不要なものを分ける力も弱いので、必要なものまで排出**してしまいます。

例えば食物繊維が多いものをダイエット食でとると、食物繊維は消化しにくいものなので胃腸に負担がかかり便がゆるくなります。**脾が弱まるということは基礎代謝が落ち、結果リバウンドしやすい体**になるのです。

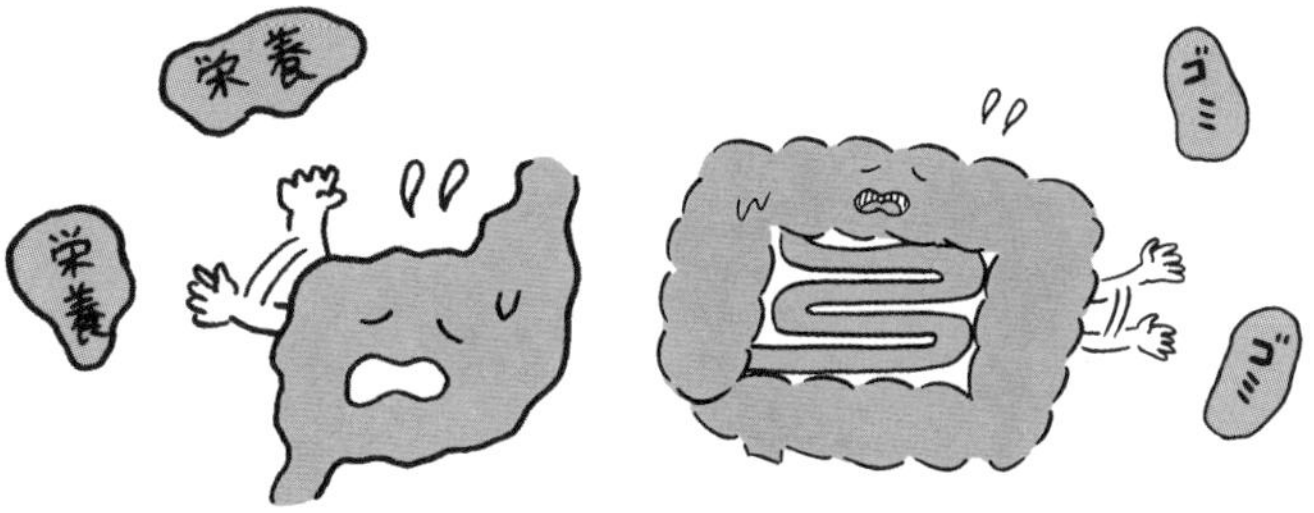

また多くのダイエットは、食べ過ぎを抑制することを目的にしています。つまり食欲がある、消化できる＝胃が強い人のための方法です。しかし胃腸が弱い人は食欲がなく消化もできないので、食欲と消化を妨げられてはさらに体力が落ちることに。すると消化できないものがどんどん増えてしまい、食積や痰湿がたまっていきます。**胃腸が弱いのに太る人は、この体内のゴミと、栄養分と不要なものを分離する機能が落ちることに原因が**あります。入る量は大して多くなくても、仕分け能力が落ちれば、ゴミが蓄積していくのです。

　胃腸が弱い人のいちばん効果的なダイエット法は、普通の食事を規則正しくとること。ちゃんとしたものを食べていれば胃腸の働きが回復し、基礎代謝も上がり、自然に体も引き締まってくるはずです。

胃腸を弱らせる習慣⑦

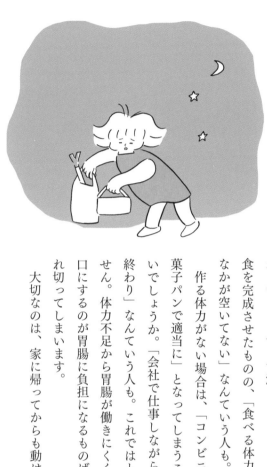

疲れすぎて食事が作れない

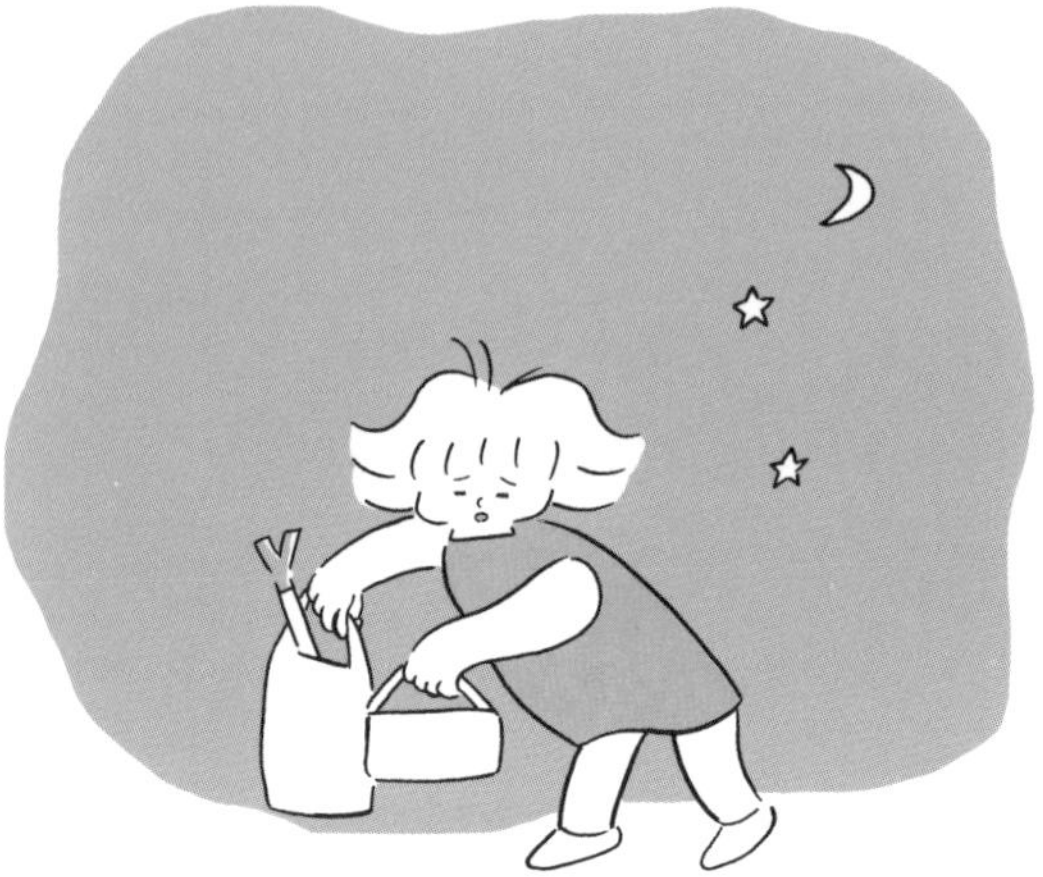

気血両虚の人に多いのが、「仕事から帰宅したら疲れはてて、食べなきゃと思うけど、食事を作れない」というケースです。**ただでさえ少ない気血貯金が、夕食をとれないと、ますます減ってしまいます。**またなんとか夕食を完成させたものの、「食べる体力が尽きて、もうおなかが空いてない」なんていう人も。

作る体力がない場合は、「コンビニのサンドイッチや菓子パンで適当に」となってしまうこともあるのではないでしょうか。「会社で仕事しながら、お菓子を食べて終わり」なんていう人も。これではとても体力は補えません。体力不足から胃腸が働きにくくなるだけでなく、口にするのが胃腸に負担になるものばかりで、胃腸も疲れ切ってしまいます。

大切なのは、家に帰ってからも動けるだけの体力を残

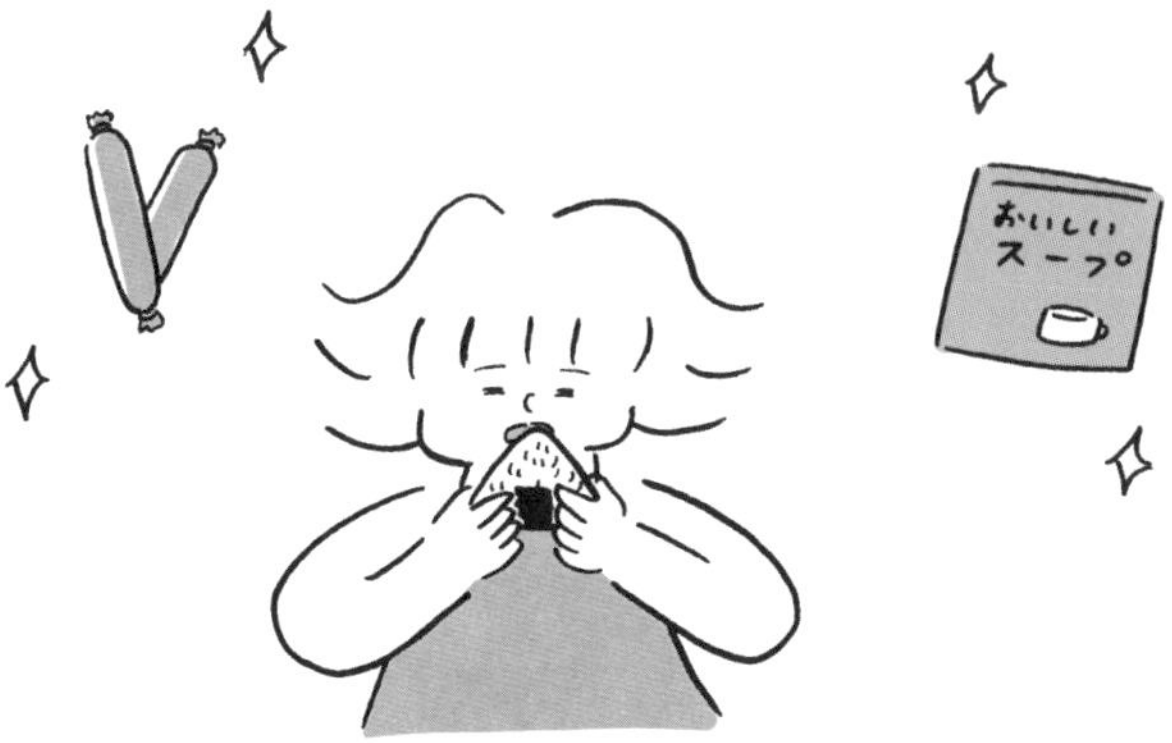

しておくこと。食事は作らなくてもいいですから、少なくとも食事をとれるだけの体力は残しておきましょう。ちなみにこの「体力」とは、正常な判断力と気力が残る程度の体力のことです。**「何を食べていいのか分からない」というのは、正常な判断力がなくなっているわけですから、体力が枯渇寸前に**なっています。

もし家に帰って動けるエネルギーがないと感じた場合は、帰宅前におにぎりや魚肉ソーセージなどを食べ、気血の材料を補っておきましょう。また帰宅したときに考えなくてもいいように、胃腸に負担が少なく、気血を養うものをあらかじめストックしておくのも重要です。レトルトや冷凍のスープがいいですね。これらは災害など非常時にも役立つ回転備蓄にもなります。安心して食べられるものを常に備えておきましょう。

こんなときどうする？

胃腸の不調対処 Q&A

胃腸にやさしくしたいと思いつつ、日常生活では迷う場面もあります。
「こんなときどうしたらいい？」という疑問にお答えいたします。

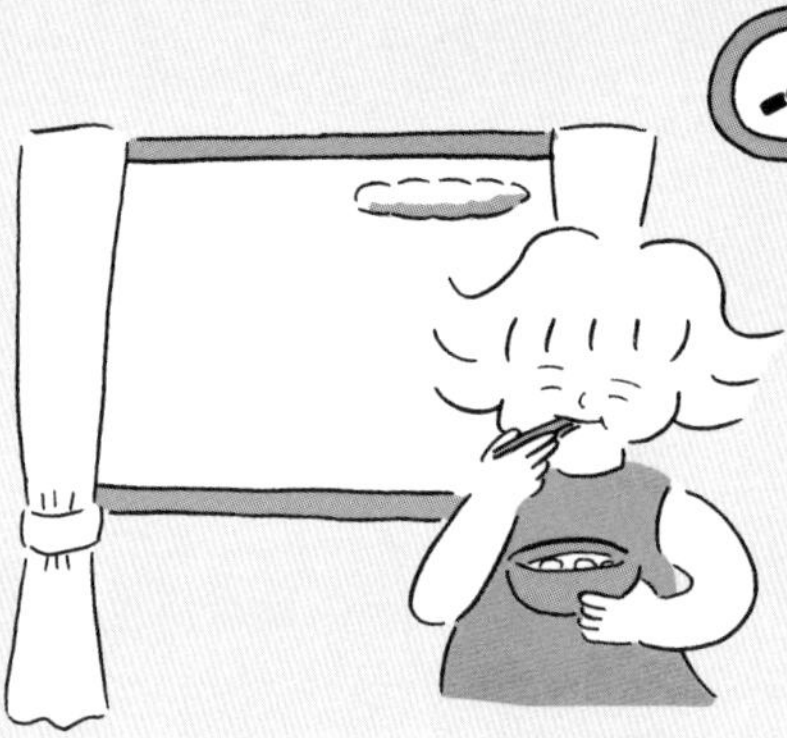

Q1

朝起きたときにおなかが空いていない。朝食は絶対食べなきゃダメ？

A 62ページにも書きましたが、朝食は食べたほうがいいのです。「朝食抜き」が当たり前になっている人は、少しずつでもおなかにいいものを口にして、「朝食を食べる」という習慣をつけていきましょう。まずは86ページで紹介する「かちゅー湯」やおかゆから。不思議ですが、胃腸にいいものを選べば、「朝に食べたほうが、お昼にしっかりおなかが空く」と感じる人も多いです。おなかが慣れてきたら、もう少し気血を補うものを加えていきましょう。また逆算して、前日の夕食を早めに、消化のいいものを食べるのもポイントです。

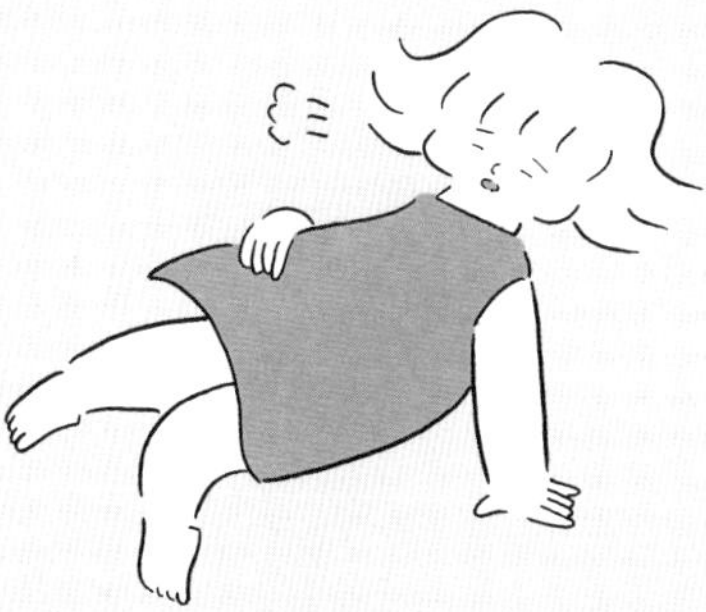

Q2

お昼ごはんを食べ過ぎてしまった。こんなとき、夜は抜いたほうがいいの？

A たとえば結婚式でフルコースを食べたときや、イベントごとでたまに抜くのはいいですが、しょっちゅうなら見直したほうがいいでしょう。重い料理を食べ過ぎていないか、早食いをしていないか、仕事しながら食べていないかなど。いちばんダメなのは「昼しっかり食べたから、夜はお菓子をつまめばいいか」というケースです。だったら軽めでも、栄養があるものを口にするようにしましょう。

Q3

食後におなかが張って苦しい。少しでもやわらげる方法はありますか？

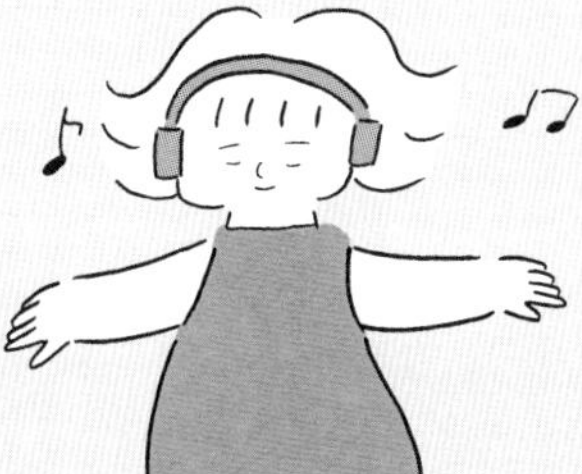

A まず確認したいのは、張っているのは胃と腸どちらでしょう？　胃なら消化が滞っているので、おなかが冷えてるなら温め、少し体を動かしてみるのもいいかもしれません。腸ならストレスでガスがたまっていることが多いので、気晴らしやストレス発散が必要です。音楽を聴いたり、香りのいいお茶を飲んだりしてリラックスすると、パンパンに張っていた下腹部が少し落ち着いてきますよ。

Q4

食べ物がいつまでも消化していない気が。薬を飲んだほうがいいの？

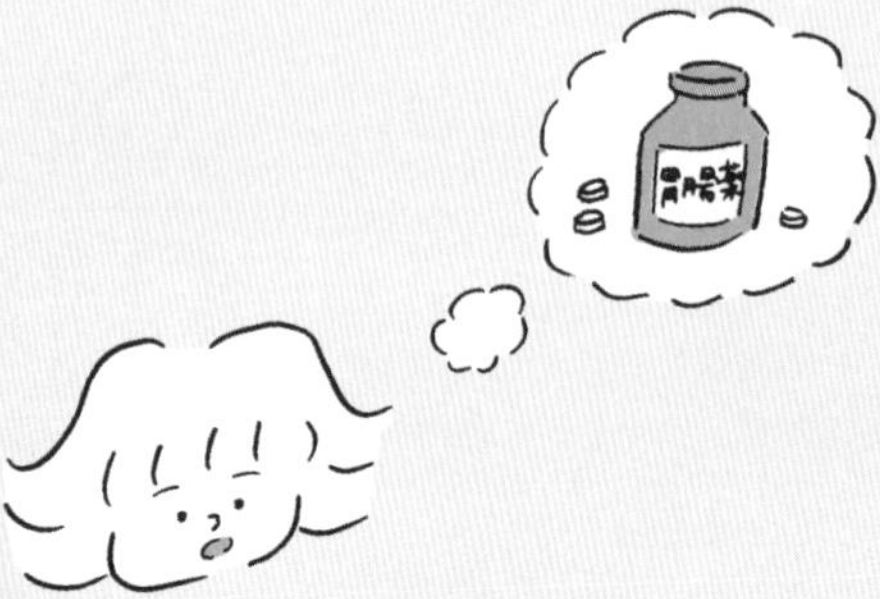

A　あまりひどいときは飲んだほうがいいですが、しょっちゅう飲むと胃がサボることを覚えてしまうので、「ここぞ」というときだけにしましょう。脂っこいものを食べたときはプーアール茶、もやもやしたときは梅醤番茶など、薬以外ですっきりさせる方法もいいですね。また常にこういう感じがする人は、食事前に冷たいものや甘いものを食べ過ぎていないか、胃疲れさせてないかも注意してください。

Q5

胃腸薬を常用しちゃってます。胃腸を弱らせていないか、心配です。

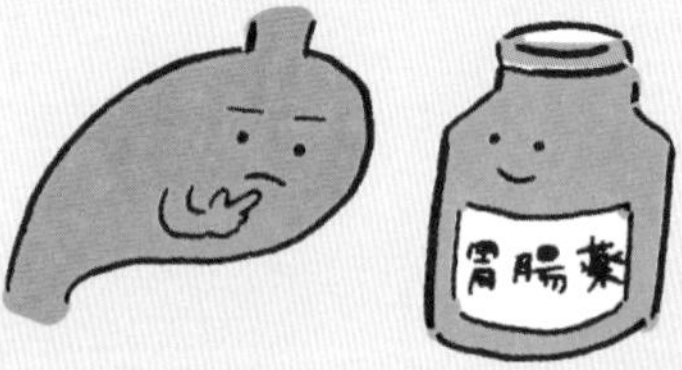

A　胃腸薬は常用するものではありません。使い続けると確実に胃腸そのものの力を弱らせてしまいます。特に注意してほしいのは、「胃痛」に効く薬は胃酸の分泌を抑えるものなので、消化力が弱まります。さらに食べられなくなるし、体力も落ちてしまいます。どうしても胃腸の弱まりが気になる場合は漢方薬局に相談して、胃腸の力そのものを底上げしてくれるような薬を選ぶようにしましょう。

Q6

食事の適量が分からない。食べ過ぎていないか、気になります。

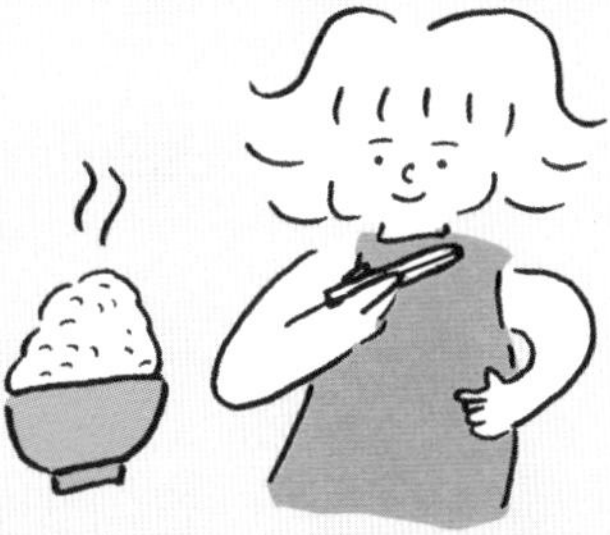

A 「適量」はその人の体質やライフスタイルによるので、一概には言えません。食後におなかが苦しくなく、食べて元気になり、1日活動するエネルギーが補給される量が適切です。食後に立ち上がるのが億劫に感じる場合は、明らかに食べ過ぎ。そして「腹八分目」が正しく、「十分目」でないと気がすまない人は明らかにストレス過多。満腹にならないと思考停止できないので、そこまで食べたくなっているのです。

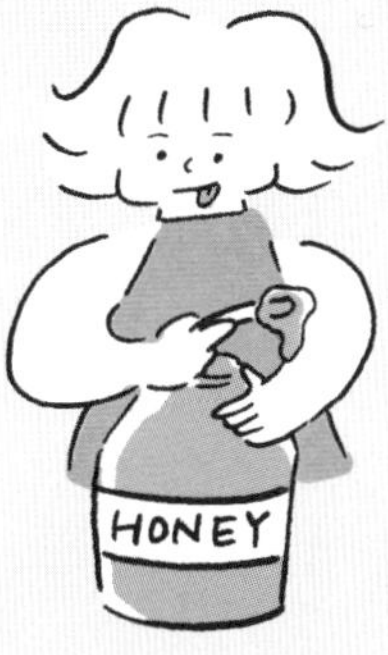

Q7

寝る前におなかが空いてしまった。何も食べずに我慢すべき？

A 寝る直前に食べると消化にエネルギーを取られて睡眠の質が下がるだけでなく、翌朝の胃もたれの原因になるのでおすすめできません。朝に胃の調子が悪いと、そのまま不調のサイクルに入ってしまう人も多いのです。どうしても我慢できない場合は、はちみつをひとなめするのがおすすめ。はちみつは抗菌作用があり歯を磨かなくても大丈夫ですし、しばらくすると空腹感も落ち着きます。

Part 2

胃腸がよみがえる気血スープとは？

胃腸の弱りを自覚して
「では何を食べたらいいの？」
と思う人に全力でおすすめしたいのが
「スープ」です。
中でも気血の材料が
きちんと入ったもの、
名づけて「気血スープ」です。
おなかをいたわりつつ、
体のパワーもつけていく。
弱った体に必要なのは、こんな料理です。

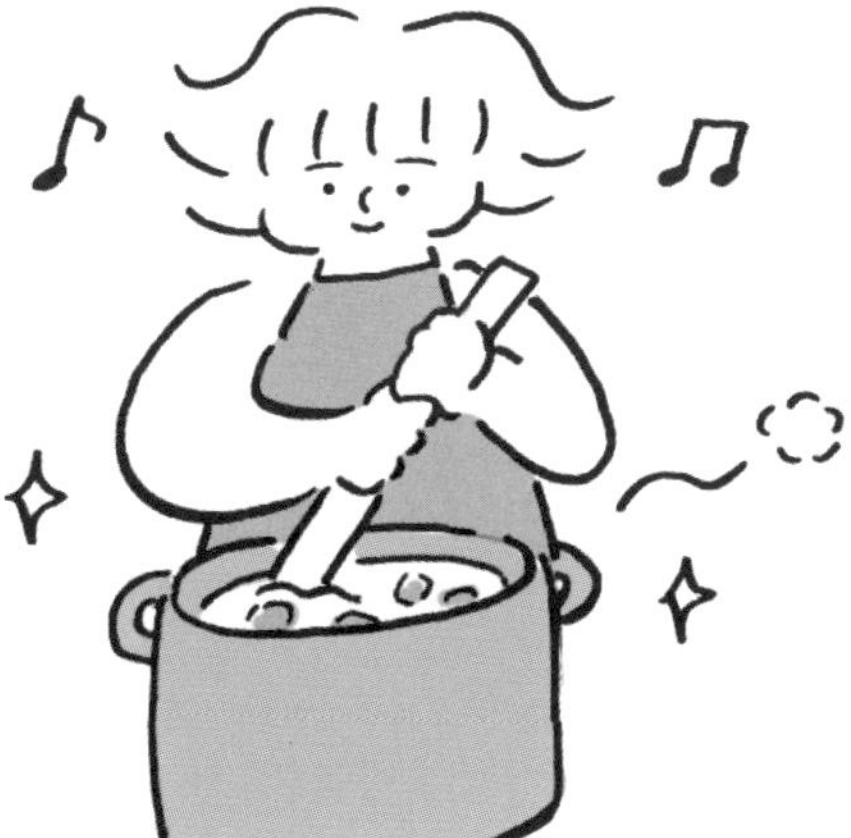

スープがあれば胃腸がこんなに喜びます

パート1では胃腸がいかに弱っているか、弱らせるものは何かを、かなり詳しく解説しました。養生の第一歩は、弱らせるものをできるだけ避けることです。そして**次なる一歩は、胃腸が喜ぶものをしっかり食べること**。喜ぶものとして、この本でおすすめしたいのが「スープ」。**スープの中でもとりわけ、気血の材料がしっかり入った「気血スープ」**です。

スープのいいところはたくさんあります。まずひとつめは「**おなかを温める**」こと。パート1で、胃腸は冷えるのが苦手で、逆に温かいと元気になりやすい臓器とお伝えしました。スープは胃腸を温めるのに最適な料理です。胃腸が弱っているときに、ついつい口当たりのいい生ものや冷たいものを食べてしまう人も多いですが、これは逆効果。おなかに手を当てて、食べたときの胃腸の調子をよく観察してみてください。スープを食べてホッとする感覚との差を感

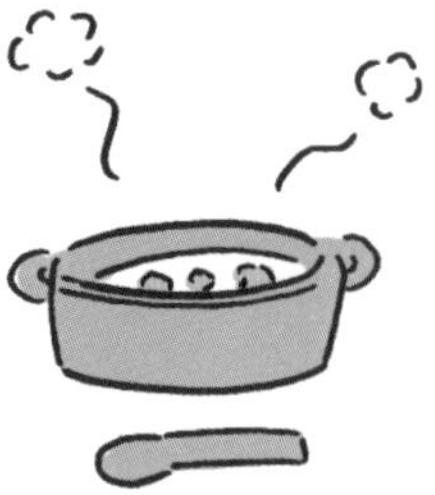

じられると思います。

ふたつめは「**消化がスムーズである**」こと。スープは食材にしっかり火を入れるものが多いので、消化の負担が軽減します。胃腸が疲れているとき、消化力が落ちているときは、できるだけ負担が少ないものがいいのです。病気などで、最も胃腸の働きが悪くなったときは、おかゆかポタージュがおすすめ。もう少し消化力があるときは、具がやわらかくなるまで火の通ったスープを食べるといいでしょう。赤ちゃんの離乳食はやわらかいおかゆから始めますが、それと同じ。少しずつ固形へと近づけていきましょう。

3つめは「**かさが減って、たくさん食べられる**」こと。「人類は火をもつことによって、脳が発達した」と言われています。加熱調理が行われるようになって食べ物がやわらかくなり、生よりたくさんの量を食べられるようになりました。サラダとスープに入れた野菜の分量をくらべれば、一目瞭然です。胃腸が弱い人は、量をたくさん食べられないことが多いので、かさが減ることで効率的に栄養を摂取できます。

4つめは「**調理がカンタン**」。難しく考えてしまいがちですが、みそ汁やお鍋は簡単な調理法の代表例。もちろんおいしく作ろうと思えば手間はいくらでもかけられますが、基本的にみそ汁は具材を煮て、みそを溶き入れれば完成。鍋もさまざまな具材を煮て、鍋ごと味つけしたり、食べるときに調味すればＯＫ。スープも同じです。食べやすい分量を加熱して、好みの味をつければ、それでスープはでき上がりと思ってください。また、手順がシンプルなのであまり頭を使わないでできるし、ひと皿で完成するので後かたづけもラクチン。疲れやすい人は料理であれこれ気血を消耗しないようにしましょう。

5つめは「**作りおきができる**」こと。料理によっては「できたてでないとおいしくない」ということがありますが、基本的にスープは温め直しができますし、まとめて作って冷蔵庫や冷凍庫で保存できるというメリットがあります。これも疲れやすい人が体力を温存する上でとても大切なことです。大きめの鍋に肉や野菜を一気に煮込んでおいて、食べる直前に「今日は塩麹味」「明日はみそ味」「あさってはカレー風味」という具合に味つけをすれば、連日食べても飽きることがありません。

スープのメリットがお分かりいただけたでしょうか。胃腸を守り、気血を消耗せず、スムーズに栄養補給もできる。「元気になりたい」と思う人にとって、本当に心強い存在なのです。

胃腸を元気づける！
スープのいいところ5

1 おなかを温める

胃腸は温まると元気になる臓器。
スープは胃腸を温めるのに最適な料理で、
食べたあともおなかがホッとくつろぎます。

2 消化がスムーズ

食材にしっかり火が入ったスープは、
消化の負担を軽減します。消化力が落ちているときも、
負担が少なく食べることができます。

3 かさが減り、たくさん食べられる

加熱調理によってかさが減り、たくさんの量を
食べることができます。気血が足りていない人も、
効率的に栄養を摂取することができます。

4 調理がカンタン

基本的には具材を切って、水分と一緒に煮て、
味つけすればOK。多少見た目が悪くても大丈夫。
後かたづけもラクチン。

5 作りおきができる

まとめて作って冷蔵庫や冷凍庫で保存も可能。
疲れていて体力を温存したい人には、
ありがたい調理法なのです。

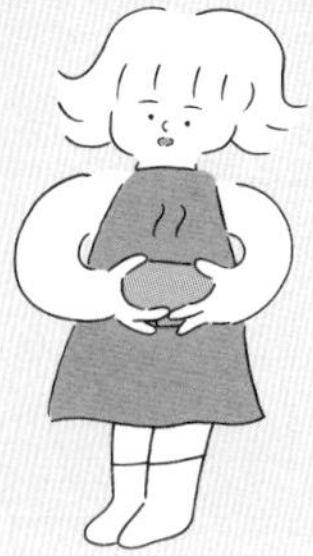

気血スープの 気《き》 とは？

体を動かすエネルギーや動力源。
すべての生命活動の基本となるもの。

血液が体の中を巡る、体温をしっかり保つ、病原菌や外気温から体を守る、体液や血液、尿や便が体からもれ出ないようにする、食べ物を消化し気や血に変化させる。これらはすべて「気」があるからこそスムーズに行われます。気が不足すれば、これらの働きがにぶります。

⬇ 日々の食事のベースとなるごはん（うるち米）、いも類、きのこ類、さけやいわしなどの魚介類、牛・豚・鶏の肉類、みそや甘酒など発酵食品などに多く含まれています。

気血《けつ》スープの血とは？

体のすみずみまで栄養と潤いを届けるもの。

生命活動に必要な酸素や栄養を全身に運び、老廃物を回収して、外に出せるようにする働きを担っています。また東洋医学では、「血」により、精神活動や心が健全に保たれると考えます。不足すると、情緒も不安定になりがちです。

⬇赤身の肉やレバー、まぐろやいか、あさりやしじみなどの魚介類、卵といった動物性たんぱく質のほか、にんじんやほうれん草、黒豆や黒ごまなどに多く含まれています。

気血スープ生活を始める前に忘れないでおきたいこと

さて「気血スープ」生活を推す前に、胃腸が弱まっていて、疲れやすい気血両虚の方々に、前提として頭に入れておいてほしい食事のルールを3つお伝えしておきます。

ひとつめはスープと一緒に**「気力の源である、ごはんを食べること」**。東洋医学でごはんは、「脾胃を養い、元気をつけるもの」として欠かせない存在として扱います。糖質制限ダイエットがはやり「ごはん抜き」をする人も増えましたが、気血両虚の人はむしろきちんと食べるべき素材です。体を養うのに、食材にも優先順位があります。いちばん大事なのが「穀類」、その次が「肉・魚類」（=動物性たんぱく質）、3番めが「野菜」、最後が「くだもの」です。体調が悪いときは後ろから順番に抜いていき、最後まで残さなくてはいけないのが穀類、つまりお米です。この順番が逆転すると、体調不良になります。また体が回復するときも、穀類→

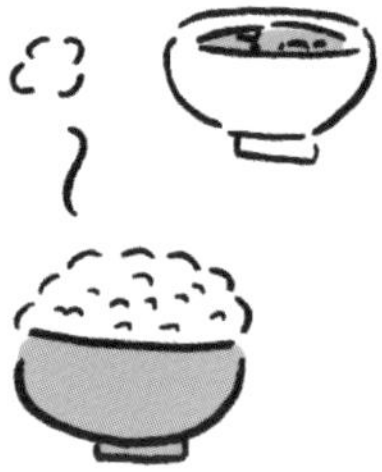

肉・魚→野菜→くだものの順に追加していきます。

ふたつめは「**動物性たんぱく質を忘れずに食べること**」。気血両虚の人は、ついつい肉・魚をおろそかにしがち。というのも脂がもたれてしまうからです。そういう人は、脂身の少ない赤身の肉や鶏肉、白身魚などをスープに組み込みましょう。バターやクリームなど乳製品はもたれるので避け、さっぱりする調理を心がけます。消化を促す食べ物（大根おろし、酢、梅干し、トマト、しょうが、みそ、酒粕）と一緒に食べるとよりもたれにくくなります。

3つめは「**胃腸を元気にする食材と合わせて食べること**」。胃腸の働きを助けてくれる発酵食品（みそ、酒粕、塩麹）や、おなかを元気にしてくれる米、いも、豆類を取り入れましょう。「脾」を元気づけるのは「黄色い食材」と言われていますが、かぼちゃ、にんじん、とうもろこし、さつまいも、きび、ひえなどもおすすめです。胃腸にいいスープの中に、さらに胃腸を元気にする食材をプラスして、いたわりつつパワーアップさせるのです。

スープ生活を始めるときに以上のことを頭に入れておけば、自炊をするときはもちろん、外食をするときでもメニューを選ぶ判断基準にすることで、徐々に胃腸の調子が上がり、気血もしっかりチャージされ、元気になっていくはずです。

「みそ汁」はお手軽で最強の養生スープです

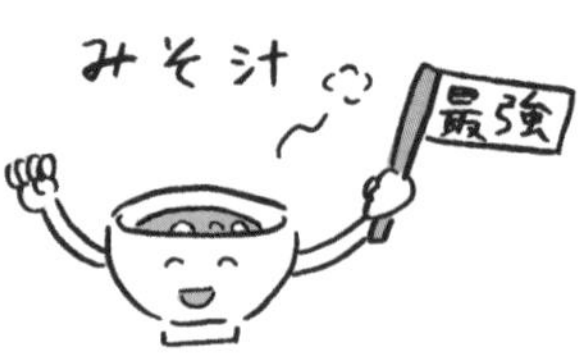

さてスープ生活の第一歩として、何はともあれ最大限におすすめしたいのが、「みそ汁」。**みそ汁は日本が誇る、最強の養生スープ**です。家で手軽に作れるのはもちろん、コンビニやスーパーでも必ず買えますし、飲食チェーン店にもメニューにあることが多いし、インスタントもバリエーション豊かに手に入ります。**どんなに疲れていても、どんなシチュエーションでも、手軽に食べられるというのはとても重要なこと。**胃腸が弱く、体力のない気血両虚の人には欠かせない一品です。

江戸時代の医学書『本朝食鑑』『大和本草』はどちらも、**みそには優れた効能があり、「私たちの生活になくてはならないもの」と力説**しています。『本朝食鑑』に書いてあることを要約してみると、こんな感じです。「胃腸を元気にして気力を増し、心（心臓・血流・精神）や腎（体の根底の体力・ホルモンバランス・脳・骨・発育）を元気にする。吐き気を解消し、下痢を止め、足腰を強くし、髪やひげも黒くなり、皮膚が潤う。出産後の脳貧血やめまい、感染症による全身炎症、打ち身や傷による熱もしずめ、病後の体力の落ち込みも回復させる。アルコールや食べ物の毒（体への悪影響）を解毒し、老人にも子どもにもどちらにもよいものである」。すごい。まるで効能のデパート、大絶賛ですね（笑）。

『大和本草』には、「**穏やかなもので、胃腸を元気にし、胃腸の調子を整え、私たちを元気にしてくれるもの。すべての病人に、禁忌であることがない**」と書かれています。まさにこの本のテーマである、「胃腸を元気にして、私たちが元気になる」ということが書かれているのです。日本人が長く食べ続けてきたのには、理由があるのです。

みそは何でもおいしくしてくれる調味料。みそ汁はあらゆる食材を具として受け止めてくれます。季節ごとの旬の野菜はもちろん、肉や魚（ベーコンやウィンナー、ツナ缶やさば缶といった加工食品なども）、きのこ類、大豆製品、海藻類など、好みの素材を取り合わせて、いただきましょう。具だくさんみそ汁は、胃腸や体はもちろんのこと、心も元気にしてくれるはずです。

みそ汁に使う「みそ」の選び方
「だし」の考え方

「脾」の特徴は「変化」です。食べ物は口に入るときは白いお米や赤いトマトですが、排便時はすべて形がなくなり、茶色いかたまりになっています。これは胃腸による消化・吸収を経て、体をつくるものと体を動かすエネルギーを取り出し、余分なものとして排出するから。**食べ物や飲み物を変化させることが、胃腸の役割**です。発酵食品の成り立ちはこれに似ています。

みそも仕込んだ最初の頃は大豆、麹、塩がばらばらの状態。これが時間がたつにつれ、渾然一体となり、ひとつの食品となります。食べ物が発酵するときは変化することでもあり、**胃腸を元気にするにはこの「変化する作用があるものを摂取すること」がとても大切**なのです。なのでみそなど発酵食品は、きちんと発酵しているものを選ぶといいのです。

スーパーなどで市販のみそを買うとき、発酵しているかどうか見分けるのは容器に「穴」が

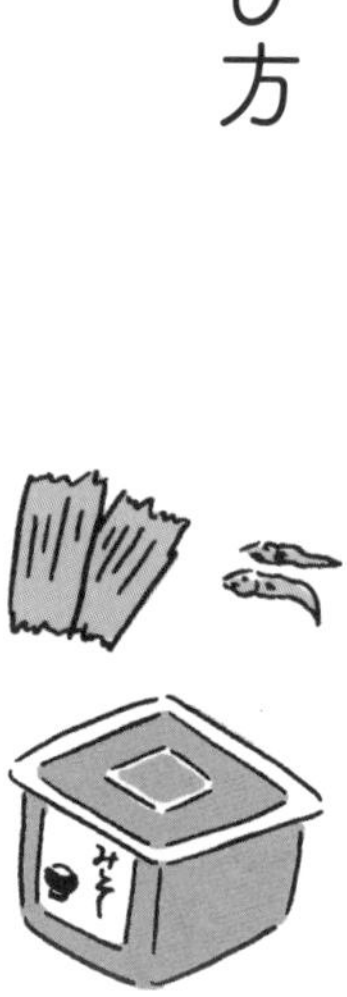

あいているかどうか。**バルブでガス抜きしているものはまだ菌が生きていて、発酵が進んでいる**ということ。酒精やだし入りは加熱して発酵を止めているので、脾を元気にする効果は落ちてしまいます。また**天然醸造、天然熟成のもののほうが、じっくり時間をかけて発酵させているため、より発酵食品としての恩恵を享受できます。**

少し値段は張りますが健康のための必要経費として、発酵食品は総じてきちんとした製法のもの、原料が無農薬や有機栽培のものを選ぶといいでしょう。体へのメリット・デメリットを考えると、品質が確かなものを選ぶことが大切です。味の好みは地域性もありますし、ご自分になじみのあるみそを選ぶと、腸内環境も整いやすいです。

なお「みそ汁を食べよう」とすすめると、真面目な人ほど「だしを引かなくては」と思いがちですが、気血両虚の人はそんなことを考えなくて大丈夫。なぜなら**「きちんとだしを」と思った瞬間から気血を消耗する**からです。だしパックを使えばいいし、具材で動物性たんぱく質を入れれば（さば缶、ツナ缶、ベーコン、豚肉など）、みそを加えるだけで味もしっかりします。かつお節や煮干し、とろろ昆布、切り昆布を具材として加えて、入れっぱなしでそのまま食べてもいいのです。**いちばん気分がラクで、体力を使わない方法を**考えましょう。

朝のコーヒーの代わりに「かちゅー湯」を飲もう！

胃腸の不調や気血不足の解消に、とりわけ大切なのが「朝ごはん」。ですが、鍼灸院の患者さんに伺っていると「コーヒーにパン」「くだものかヨーグルトだけ」ということが多いです。これではいつまでたっても、胃腸の回復と気血不足解消のきっかけにはなりません。東洋医学では特定の臓器が修復され、活動的になる時間帯が決まっています。**朝食を食べる朝の7〜9時は、胃の時間帯**。ここで胃を養うものを口にすると、効果は倍増です。

そこで**朝のコーヒー代わりにおすすめしたいのが、沖縄の郷土料理「かちゅー湯」**です。かつお節とみそにお湯を注いだもので、胃腸にいい発酵食品のみそと、気血の材料となるかつお節を手軽に食べられる一品。87ページの例のほかにも、すりごま、とろろ昆布、じゃこ、乾燥湯葉、わかめなどお好みの具材を加えて、ご自分なりのかちゅー湯を作ってみてください。

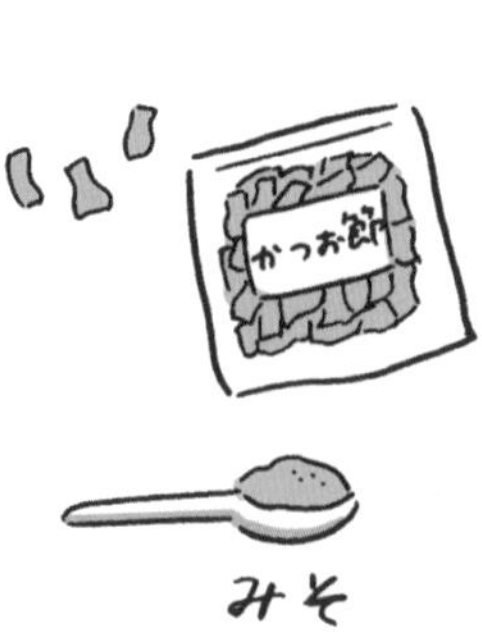

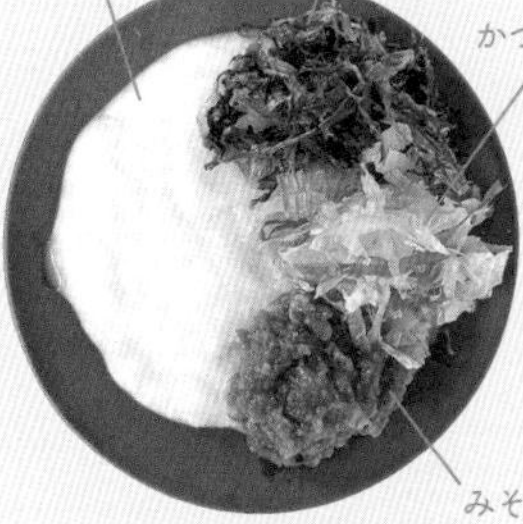

冷凍とろろ＋あおさ

冷凍とろろ１袋（40g）、かつお節１パック、みそ大さじ½、あおさ適量、お湯200mℓ。体力アップに食べたい。

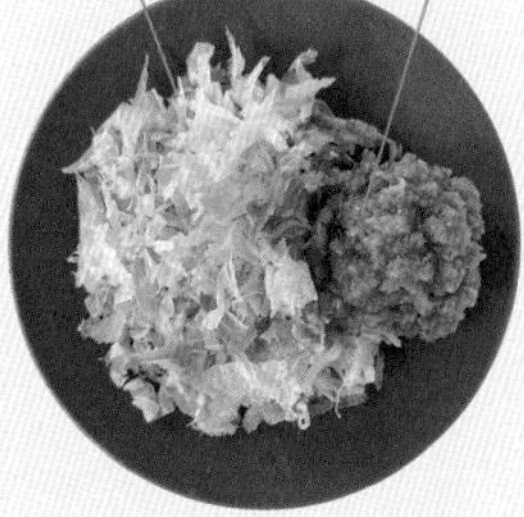

基本のかちゅー湯

かつお節１パック（3～5g）、みそ大さじ½を器に入れ、お湯200mℓを注ぐ。箸でよく混ぜ、かつお節ごと食べる。

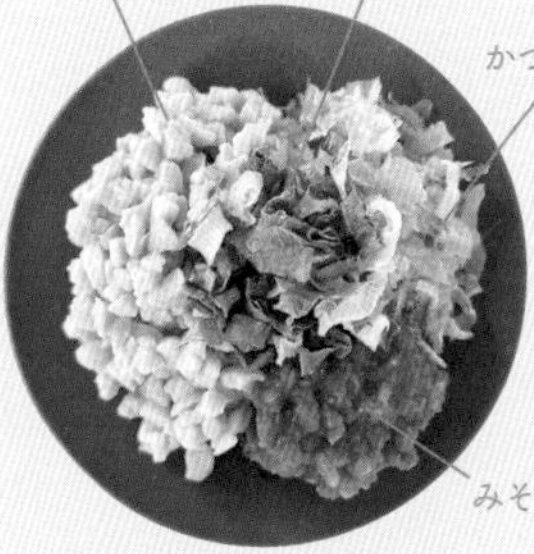

納豆＋乾燥ねぎ

ひき割り納豆１パック、乾燥ねぎ適量、かつお節１パック、みそ大さじ½、お湯200mℓ。昼食にもおすすめ。

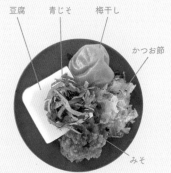

梅干し＋豆腐＋青じそ

梅干し１個、豆腐50～80g、かつお節１パック、みそ大さじ½、青じそ適量、お湯200mℓ。二日酔いや胃疲れに。

養生の基本「おかゆ」はお米のポタージュです

お米は日本人の食生活に欠かせないもの。古くから私たちの体を養い、病気のときも健康なときにも薬になると言われてきた素材です。虚弱体質の人や疲れやすい人は「薬よりも米を食べるほうがずっと効果的だ」とも言われてきました。

そんなお米をポタージュ状にし、消化しやすくしたものがおかゆです。おかゆのレシピだけを集めた『粥譜《しゅくふ》』という本もありますし、現代の養生レシピ本でも、おかゆの項目が必ずといっていいほどあります。道元の『赴粥飯法《ふしゅくはんぽう》』では「かゆには十の功徳がある」として「血色をよくする、力を得る、寿命を延ばす、苦痛がない、言葉がはっきりする、胸のつかえが治る、風邪が治る、空腹が癒える、喉の渇きが消える、大小便の通じがよくなる」。**誰にとってもいいおかゆですが、特に気血両虚の人、胃腸が弱い人にこそおすすめ**なのです。

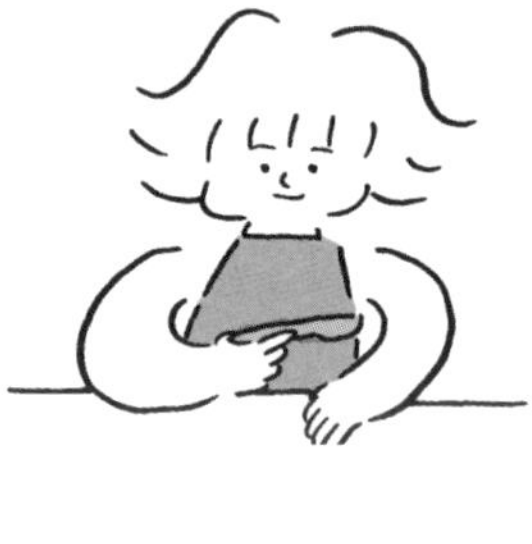

10倍がゆとお手軽がゆ

赤ちゃんの離乳食にも使われる「10倍がゆ」とは、お米と水を「1：10」の割合で炊いたおかゆのこと。例えば洗ってざるに上げた米1合（180mℓ）に、水1.8ℓを加え、沸騰したら弱火にして20分以上炊けば、でき上がり。また炊いたごはんに水適量を加えて煮ても、簡単におかゆは作れます。

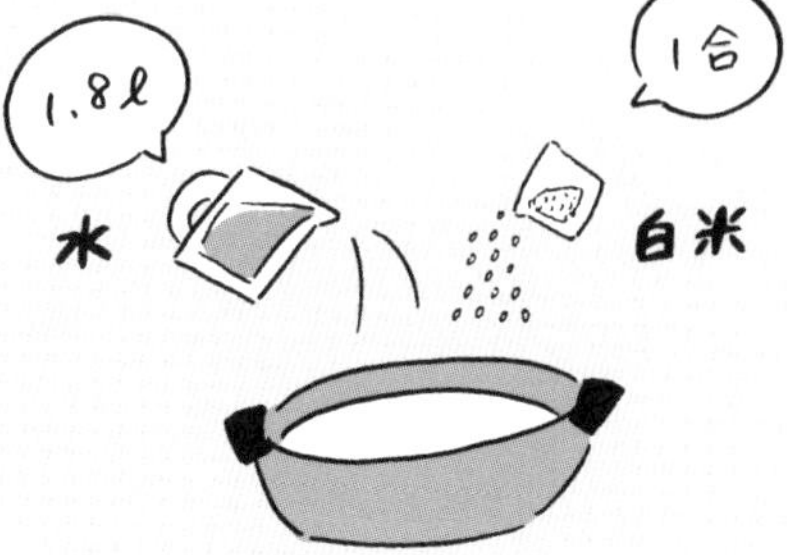
1.8ℓ
1合
水
白米

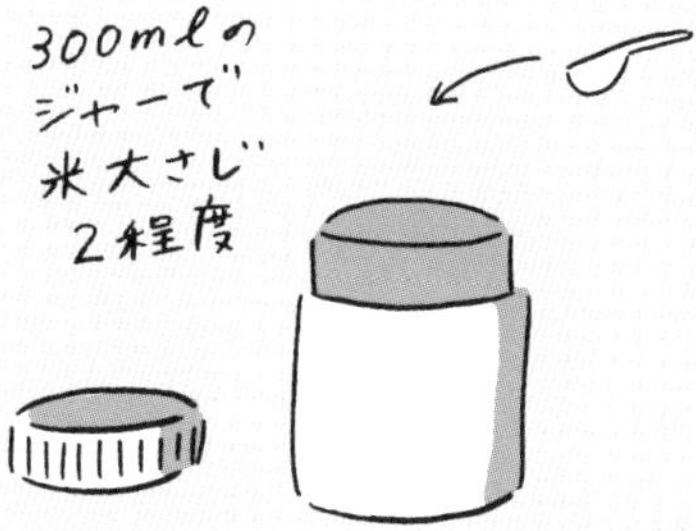
300mℓのジャーで米大さじ2程度

手軽なスープジャーを活用

保温調理ができるスープジャーでもおかゆを作れます。さっと研いだ白米を入れて熱湯を注ぎ、いったんお湯だけ捨てる。再びお湯を線まで注ぎ、ふたをしっかりしめて3時間ほどおけば、でき上がり。朝食や昼食にどうぞ。

遅めの夕食にはおかゆメーカーを

いろんなメーカーから、保温機能のある手軽なおかゆメーカーが発売されています。仕事で帰宅が遅くなるとき、ぜひ活用を。もちろん炊飯器でもOK。卵やかつお節、じゃこ、しゃけそぼろなどたんぱく質をプラスして。

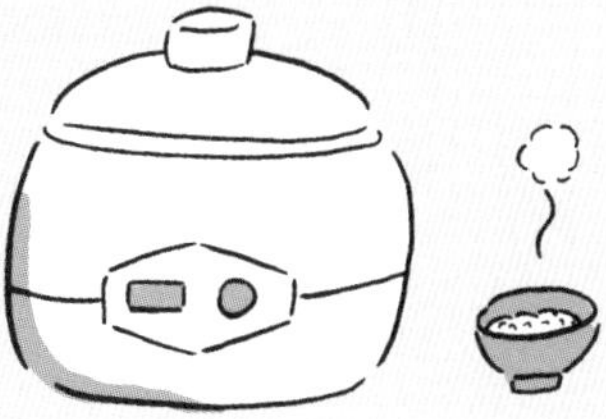

スープは「飲む」ではなく「食べる」が大事！

スープというと「飲み物」というイメージを持つ人も多いですが、胃腸が弱っている人は「かんで食べること」が重要。胃腸の回復のため一時的にスープという消化力をあまり使わないでもいいものを食べるにしても、最終的にはしっかりとした固形物も食べられるようになることが大切だからです。**消化に負担が少ないものを食べるときも、消化液がしっかり出るように訓練しなければ、いつまでたっても消化力は上がりません。**

消化の第一段階は「咀嚼《そしゃく》」と「唾液による消化」です。このふたつは口の中で、よくかむことでしっかり行われます。「ついつい忙しくて、かむことを忘れて食べてしまう」「かっ込んでしまう」という人も多いのですが、実は**忙しいときほど、かむことが大事**。というのも忙しいときは、消化液が出にくくなっているので、消化不良になりがちです。かまずに食べ、消化液

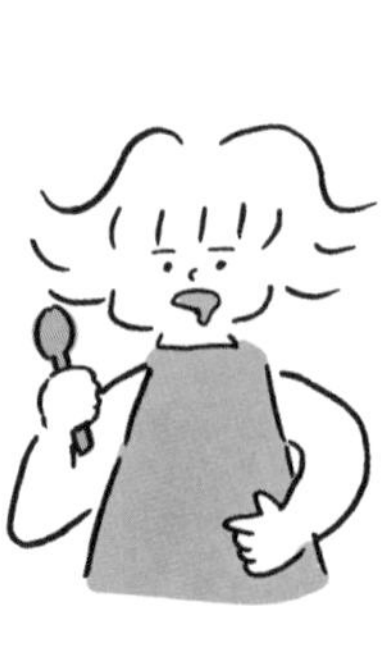

が出ず、消化不良になる……というのを繰り返していると、いつの間にか「すっかり胃腸が弱くなってしまった」と自ら胃腸をボロボロにしてしまうことになりかねません。

落ちた消化力を立て直すのには、やはりスープが最適です。素材に火が通り、やわらかく、温かい状態のスープは、栄養も溶け込み、胃腸を疲れさせずに体にスムーズに元気を届けてくれます。疲れているときや忙しいとき、胃腸が冷えたときやストレスの多いとき。人には「消化力が落ちるタイミング」がありますから、そのときに**スープを「飲む」のではなく「食べる」**ようにしましょう。消化力が落ちるタイミングにスープを活用することで、胃腸体力を回復させ、消化力そのものがよみがえるようにしていくのです。

消化力が落ちるタイミング

- □ 肉体が疲れているとき、忙しいとき
- □ ストレスが多いとき
- □ 病み上がり
- □ 湿気が多い梅雨どき
- □ 気温が低い時季
- □ 季節の変わり目の「土用」期間

胃もたれに「ぐずぐずスープ」
胃痛には「ごろごろスープ」

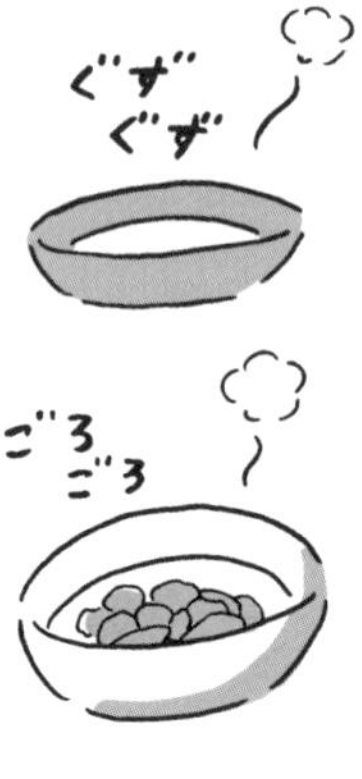

消化力が落ちているときは、スープで胃腸体力を回復させることをおすすめしました。そんなときにおすすめのスープは**「ぐずぐずスープ」**です。これはスープの具材がぐずぐずに煮崩れたようなスープのことで、おかゆやポタージュスープ、すり流し（野菜や魚介などの食材をすりつぶし、だしでのばしたもの）なども含まれます。赤ちゃんの離乳食をイメージしていただければと思いますが、食材ができるだけ小さくなり、かまなくてもつぶれるくらいがいいですね。体力がどん底に落ちているときでも消化がスムーズで、病後の回復期や年配の方にもいいでしょう。

逆にちょっと消化力を使ったほうがいいのは、胃酸が出すぎている人です。「おなかが空いたときに、胃が痛くなる」という人は、胃酸が多すぎる傾向にあります。これは炭水化物ばかり食べている人、空腹時にチョコレートや菓子パン、くだものなどすぐに消化できるものばかりを食べている人に起きがちな症状。なぜなら胃酸が消化を担当するのはたんぱく質だけ。炭水化物（ごはんやパン）、野菜、くだものだけの食生活では、胃酸が余ってしまうのです。

このタイプの人は、食欲が落ちると何を食べていいのか分からなくなり、ついつい手近にあったパンやお菓子で済ましてしまいがち。そうすると、一向に胃痛が治らないことが多いです。そういうときは、**動物性たんぱく質がしっかり入った、具材もある程度かみごたえがある「ごろごろスープ」**がおすすめです。「胃が痛いのに、お肉がごろごろ入ったスープか」と思うかもしれませんが、よくかめば唾液も消化を助けてくれますし、胃酸がしっかり使われることで胃痛がやわらぎ、気血の材料にもなりますから、元気も出てきます。ただの肉料理ではなく、胃腸を温めて元気づけるスープですから、胃痛がクセになっているような人は、こういった一食から回復のターンに入ることがとても大切なのです。

また胃酸が出すぎ傾向の人は普段から、**胃の粘膜を強くする「ネバネバ食材」も一緒にとる**といいでしょう。オクラ、モロヘイヤ、長いも、山いも、めかぶ、もずく、なめこ、納豆など。これらはスープに入れてもおいしい素材なので、工夫してぜひ取り入れてみてください。

スープはどんなタイミングで食べたらいいの？

さて、スープのいい点や、おすすめスープについてお伝えしてきましたが、「ではどんなタイミングでスープを食べればいいの？」「三食毎回スープがいいの？」という疑問が湧く人もいるかと思います。私は基本的に以下のようなときに、スープをおすすめします。

- **朝ごはんのスープ↓朝に食欲がない人、朝食抜きだった人**
- **昼ごはんのスープ↓日中忙しい人、午後眠くなる人**
- **夜ごはんのスープ↓夕食が遅い人、朝に胃もたれする人**

朝は常に忙しいもの。食欲がない人はつい「くだものだけ」「ヨーグルトとグラノーラだけ」と、胃腸を弱めるものを食べがちです。そこを意識改革して、みそ汁など胃腸にやさしいスープにしてほしいのです。1週間続ければ、確実に胃腸の調子に変化が表れると思います。

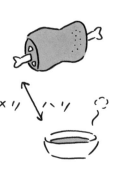

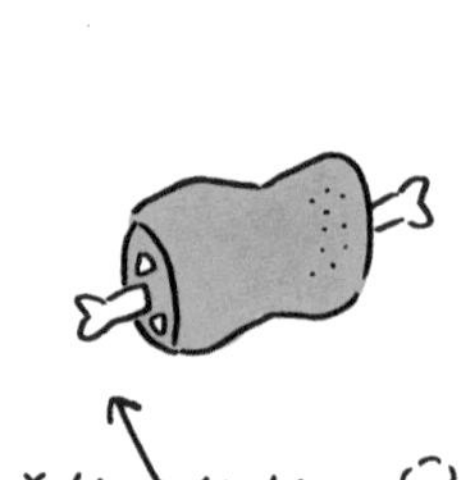

同様に昼間が仕事で忙しくて、なかなか胃がくつろぐリラックス状態になれない日、夜ごはんが遅くて寝るまでに消化の時間がゆっくりとれない日。そんなときがスープの出番です。もちろん手作りがいいですが、無理しないでレトルトや作りおき、外食などを活用して、できるだけ負担の少ないかたちで食べられるスープを選んでほしいと思います。

しかし一方で、**いつまでもやさしいスープだけでは、胃腸は鍛えられません。気持ちよくおなかが減ったときは、しっかり肉や魚を頬張って食べるほうが、消化力が健やかに使われて、体にもいい**のです。一説によると、人間の親指の形は、骨をつかむために発達したと言われています。昔のアニメやマンガにあるように、骨つき肉にかぶりつくような食べ方は、食欲に火をつけ、胃腸の働きを活発にさせます。「今日はしっかり食べられそうだな」というときは思い切って、かたまり肉など食欲を呼び覚ますものを食べてみましょう。たとえそのあと多少胃もたれしても、大丈夫です。消化を促す食材を中心に、胃腸の調子が回復するような食事を心がければいいのです。

やさしくいたわり甘やかすときと、鍛えるときと、メリハリをつけて食事をとるようにする。胃腸とは、そんな付き合い方がおすすめなのです。

レトルトやインスタントを大いに活用してラクしよう

スープというと、長時間コトコト煮込んだり、ポタージュにするためにやわらかく煮たものをミキサーにかけたり、結構面倒なイメージがあるかもしれません。「手間も、時間もかかるもの」とユーウツになる人も多いことでしょう。しかし気血両虚の人や胃腸が弱い人は体力がないので、調理時間もほどほどにしないといけません。真面目な人ほど「ちゃんと作らなきゃ」と思いがちですが、**体力温存のために、冷凍食品や缶詰、レトルトやインスタントなど、使いやすいものを積極的に活用**しましょう。

例えば「レトルトのおかゆ」を常備しておくと、忙しくて食事を用意できなかったときだけでなく、風邪で寝込んで食欲がないときにも役立ちます。「インスタントのみそ汁」（生みそタイプがおすすめ）は、時間のない朝も、お湯を注げばＯＫ。お昼のお弁当につけたり、コン

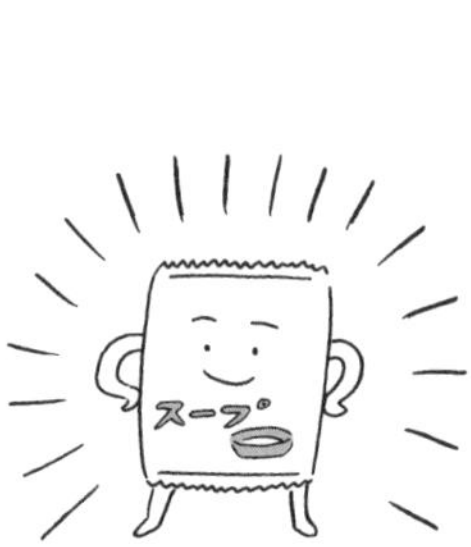

ビニのおにぎりに添えたり、いざというときのスープごはんの最後のとりでになります。

私のおすすめは缶入りの「すっぽんスープ」。薬膳で最強の滋養強壮食材であるすっぽんもごはんと溶き卵を加えたおじやで手軽に取り入れられます（123ページ参照）。またスープチェーン店の「冷凍ポタージュスープ」は、添加物が少なく味も確かなものが多いので強い味方。疲れて食欲が落ちたときは、固形よりポタージュが消化もラクですが、作るのはとても面倒なので、買ってストックしておけばいいのです。少し余裕があれば、レトルトにトッピングしたり、食材を追加してアレンジするのもいいでしょう。

ストックものは、仕方なく食べるような味気ない食品だと、疲れたときに惨めな気分を倍増させて、ますます疲労がたまります。なので、好きなお店やメーカーからお取り寄せしたりして、食べるのが楽しみなものを買うのがポイントです。これは疲れたときに自分を励ます、健康のための必要経費と考えて。節約は元気なときに行えばいいのです。ちょっぴり特別感があれば気持ちが上がり、元気がよみがえります。レトルトやインスタントスープは、災害時など万が一のときの回転備蓄にもなりますし、自分の体質に合ったものを常備しておけば、日々の安心にもつながります。

Part

3

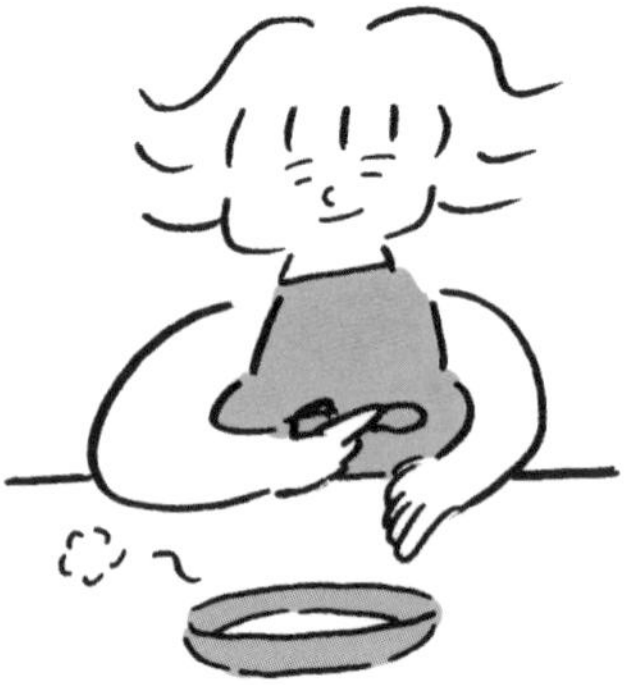

気血スープの選び方&作り方

パート2では、スープという食べ物の優秀さがご理解いただけたのではないかと思います。この章では、具体的なスープ作りについてお伝えしようと思います。

ご自分がどんなタイプなのかをしっかり見極め、それを補う食材を頭に入れて、日々口にするようにしましょう。

きっと自分でも驚くほど、元気になるはずです。

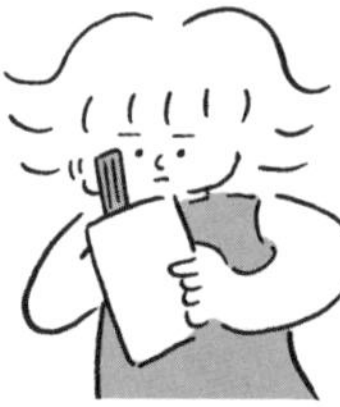

あなたに必要なスープはどんなスープ？

さてパート1、2で「胃腸が弱い人にスープを！」とお伝えしてきましたが、「胃腸が弱い」にも、いろんなタイプがあります。ここでは大まかに、気血両虚の人（エネルギー不足で貧血気味の人）に多い、3タイプをご紹介いたします。

以下に上げるチェック項目で、思い当たるものに印をつけていきましょう。チェックがたくさんついたものが、ご自分のタイプです。**注意してほしいのは、タイプはひとつだけではなく、ふたつ、3つと重なっている複合タイプもいます。**というかむしろ、複合タイプのほうが多いかもしれません。そういう人は、ふたつの養生、3つの養生を並行して行っていきましょう。

このパートの最後に、それぞれのタイプにおすすめの、スープレシピをご紹介しますので、じっくりおなかをいたわってください。

A

ヨワヨワ胃腸タイプ（脾虚）

- □ 食が細い、食欲がない
- □ 体力がない、疲れやすい
- □ 食事の量が少し多いだけでもたれる、おなかが張る
- □ 食後に眠くなる
- □ 体が冷えやすい
- □ おなかがゆるくなりやすい、下痢しやすい
- □ 便の中に、食べたものがそのまま
  出てくることがある
- □ 冷えるとおなかを下しやすい
- □ 舌の横に歯の跡がつく

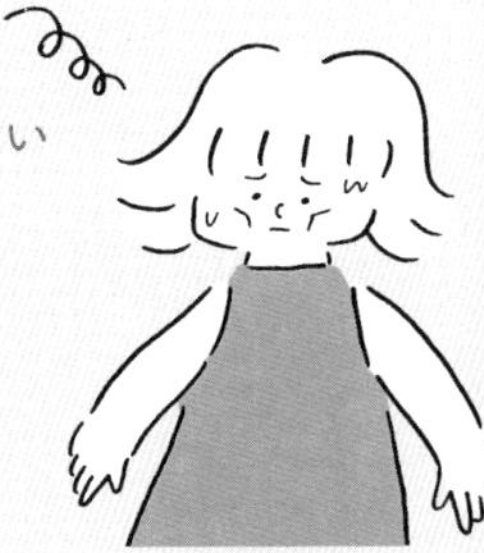

胃腸そのものの体力がないタイプ。食欲があまりなく、食べられる量も少なく、体力もない人です。一般的に「虚弱体質」のイメージがありますが、もともと体力があっても働きすぎたり、気を遣いすぎていたりすると、胃腸が弱くなることがあります。

↓

p.104 ～の養生へ

B
ジメジメ胃腸タイプ（痰湿）

□ 冷たいものをよく飲む
□ 甘いものをよく食べる
□ サラダやお刺身など、生ものをよく食べる
□ 夕食の時間が遅い
□ 食後に眠たくなる
□ 食べたあとに胃もたれしやすい
□ 口の中が粘つく
□ 体がむくみやすい、重だるい
□ 便がゆるい、または便器につきやすい
□ 舌にべったりとした苔が多い

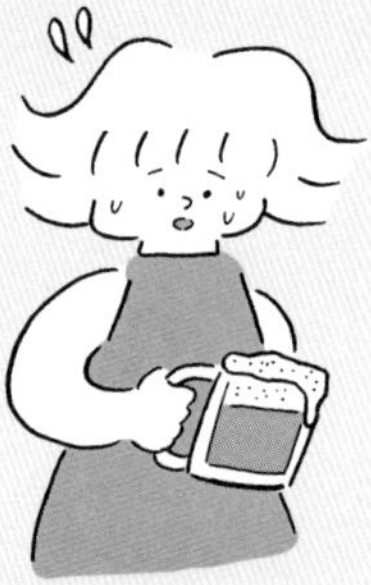

胃腸に湿気（痰湿）や食べ物の残り（食積）がたまって、食べ物や栄養の通り道をふさいでいるタイプです。食欲があっても、もたれたり、体が重だるくなったりしがちです。主に胃腸に負担がかかる食事をしている人に多いですが、生活環境が寒すぎたり、湿気が多い場合にも起きることがあります。

↓

p.110 ～の養生へ

C
ストレス胃腸タイプ（気滞）

□ 食欲にむらがある（忙しいと食欲が落ちるなど）
□ おなかがよく張る
□ おならやゲップが出やすい
□ 忙しかったり、ストレスが多かったりする
□ イライラしやすい
□ 肩こりや頭痛がある
□ 体型や体重の変化が激しい
□ 舌の先が赤い
□ 仕事の日や忙しい日と、休日とでは体調が変わる
□ 便秘になったり下痢になったり、便が安定しない

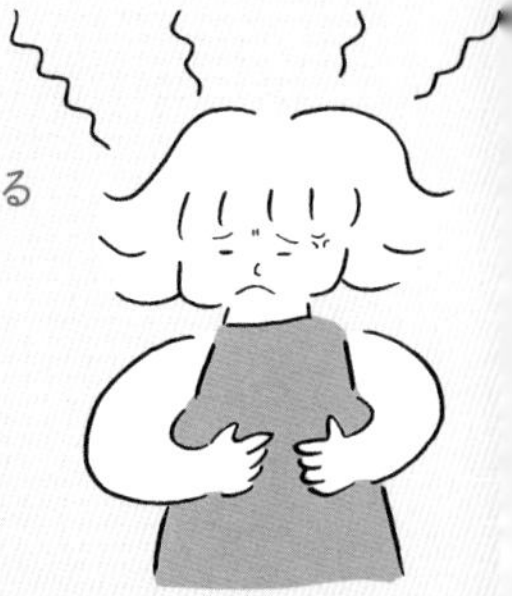

胃腸の機能そのものというより、忙しさやストレスによって体の巡りが悪くなり、胃腸も動きにくくなってしまうタイプ。食欲にむらがあったり、ガスがたまりやすくなったりします。「気の巡りが悪い人」で、忙しいときやイライラしたときに、体調が変化しやすいという特徴があります。

⬇

p.116～の養生へ

A

ヨワヨワ胃腸タイプ「脾虚」さんは

元気をつける食材を食べる！

このタイプの人は、**活動している量に対し体力が追いついていないので、食事を抜いてしまうと、とたんに元気がなくなります。**断食や糖質制限ダイエットは絶対にNGです。冷たいものや生ものを食べると、ただでさえ弱い胃腸がさらに弱まるので極力控え、スープを中心とした加熱した温かいものを常に口にするよう心がけてください。**一度に食べられる量が少ない人は、食事を3回と限らず「おやつ（気血を補えるものにする）も食事」と考えて、4～5食にしてもいいのです。**そして量が食べられないのであれば質を重視し、気血を養い、胃腸を元気にするものを優先的に食べることを心がけましょう。

なお、お米は気力の源なので、絶対に抜かないように。80ページでも解説しましたが、お米は胃腸の元気を養うのにいちばんいい食材です。ただし胃腸の負担になる玄米は避けましょう。

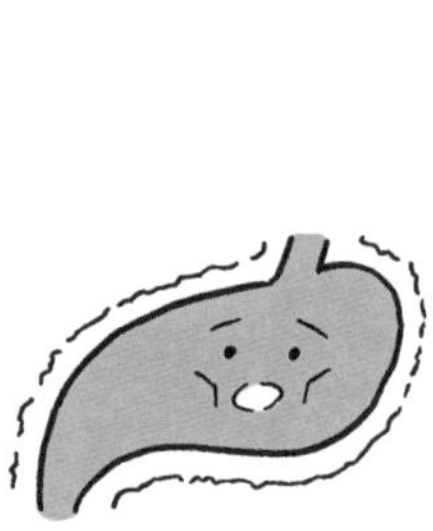

おすすめ食材❶

山いも

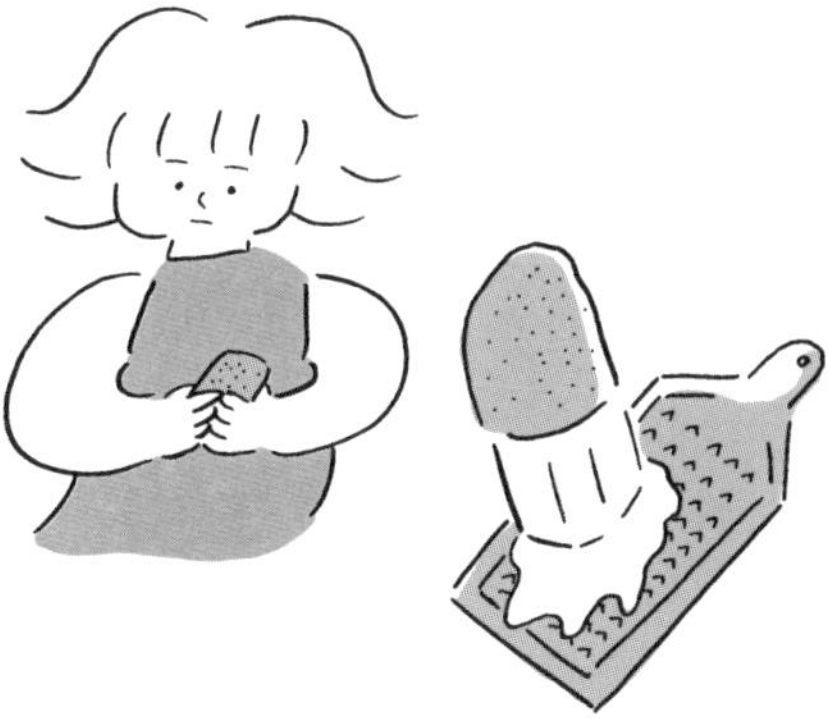

「山のうなぎ」と言われるほど滋養強壮作用があり、胃腸が弱く体力不足な「脾虚」にぴったりな食材です。**生ですりおろして食べる「とろろ」は消化を促してくれて、加熱したものは気力・体力を補ってくれます。**

山いもとは、長いも、つくねいも、大和いも、自然薯などを含みます。さっぱりしたものは消化促進作用が強く、ねっとりしたものは滋養強壮作用が強くなります。胃腸の調子に合わせて選ぶといいでしょう。

ほかにも「肺」も含めた全身を潤す作用、アンチエイジング作用があったり、頻尿・寝汗・口の渇き・足腰の弱り・空咳の解消に効果的だったり。漢方薬に使われるほど優れた食材なので、**体力がない人は毎日食べるのがおすすめ**です。小分けにした冷凍とろろなども販売されていますので、ぜひ活用してみてください。

おすすめ食材❷ かぶ

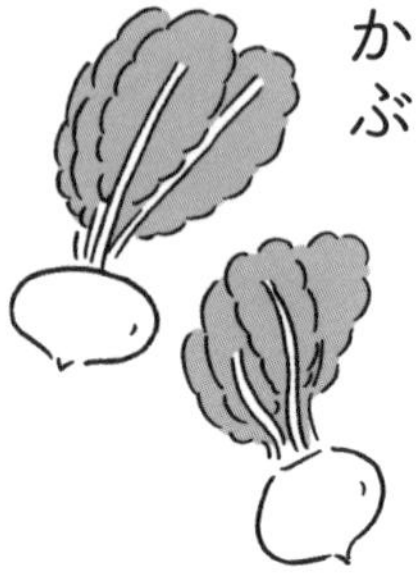

おすすめ食材❸ 干ししいたけ

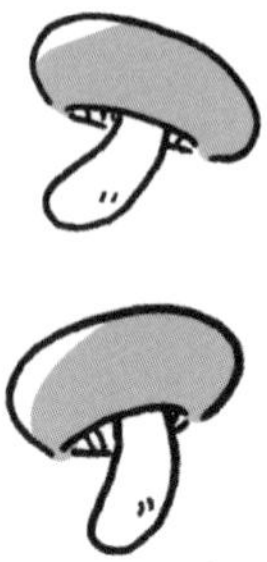

体力がなくて消化不良を起こしやすい人に、とてもいい食材・かぶ。**おなかが冷えやすい人、消化力がない人、便秘気味の人におすすめ**です。消化力が強い食材は、体力のない人にはかえって胃腸を疲れさせ、体力を奪うことがありますが、かぶにはその心配がなく、内臓全体をいたわり、元気の底上げをしてくれる素材です。

そして**胃腸を元気にしつつ気力も補い**、スープやみそ汁のだしにもなる**干ししいたけ**。**東洋医学で日光は陽気（体を温める力）を補うと考え、特に天日干しのものがおすすめ**で、栄養学的にも効能が立証されている優れもの。生しいたけを日の当たる窓辺に置いて、しばらく干しておくだけでも、効果がアップします。またきのこ類は、むくみやすい人、湿気で体がだるくなる人にもいい食材です。

おすすめ食材❹

牛肉

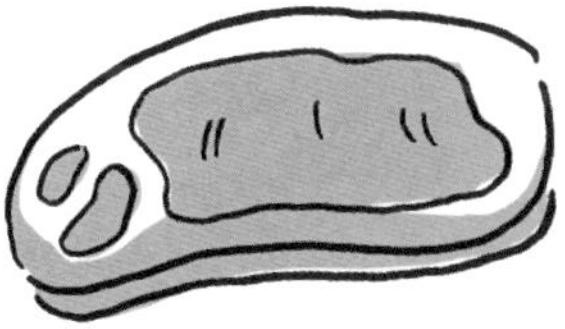

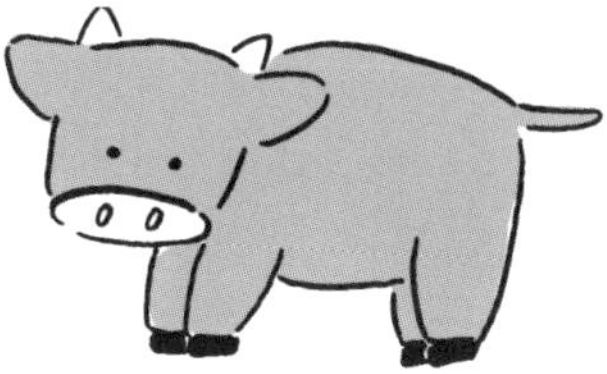

東洋医学では自然界のあらゆるものを5つの性質に分けて分析します。肉も「五畜」と言って五臓それぞれを養う肉が決まっていますが、**胃腸（脾）を元気にするものが牛肉**。「土用の丑《うし》の日」という言葉をご存知かと思いますが、土用の時期は「脾」の期間で、「丑」はうなぎではなく本来「牛」を指します。つまり胃腸を元気にするには牛肉がいいのです。

効能としては、**気血を補う、筋骨を強くする、胃腸を元気にする作用が**あります。特に体力が低下して疲労感が強く、筋力が衰えがちな人におすすめの食材です。活動的な場面が続き、体を動かすことが多く「疲れたな」と感じたときに、素早く疲労回復してくれます。なお、牛の脂はもたれやすいので、もも肉など、脂が少ない部位を選ぶようにしましょう。

「脾虚」さんの食べ方アドバイス

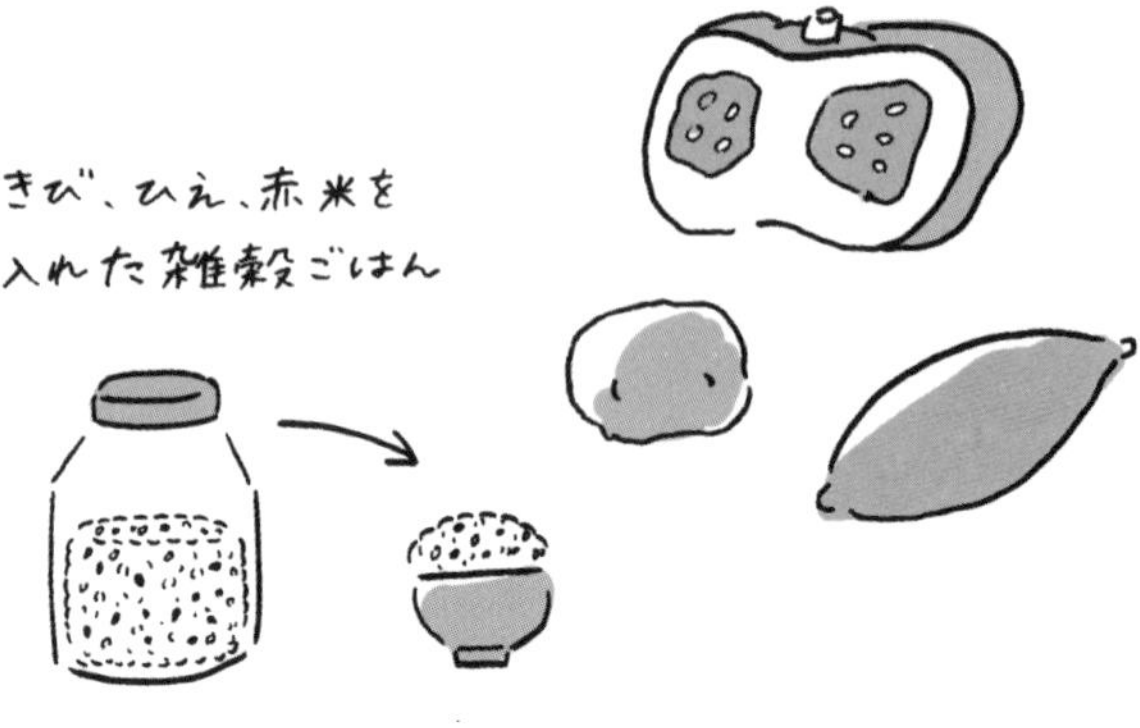

　一食も無駄にできないタイプなので、菓子パンやお菓子の食事は絶対NGです。特に穀類、肉・魚は少量でも毎食食べましょう。食欲を落とす脂っこいものを避け、さっぱりした味つけを心がけて。

　いつものごはんを白米だけでなく、きび、ひえ、赤米を入れた雑穀ごはんにしてみましょう。冬は白米にもち米かお餅を少しだけ混ぜて炊いたり、お餅をスープに入れたりするのもおすすめ。体を温め、脾の底力をつけます。多いともたれるのでご注意を。

その他のおすすめ食材

- 白米
- 赤米
- きび
- ひえ
- お餅
- さつまいも
- じゃがいも
- かぼちゃ
- さやいんげん
- 生しいたけ
- そら豆
- アボカド
- なつめ
- いわし
- ぶり
- 鶏肉

「脾虚」さんの生活養生

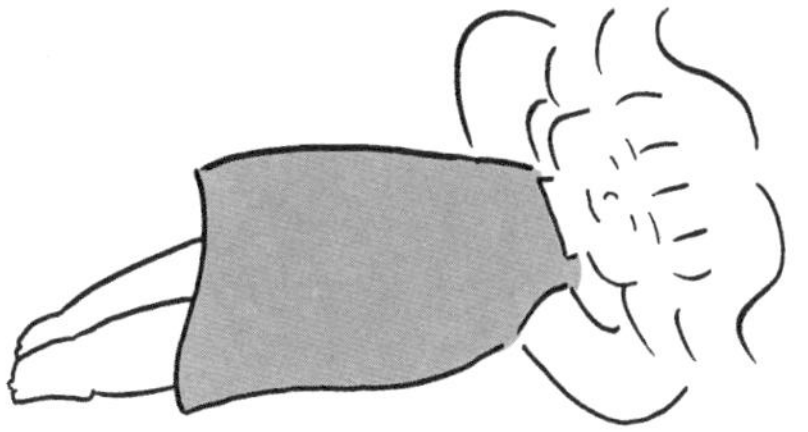

とにかく体力がないので、疲れをためないことが最優先です。**「頑張る」はいったん横に置いておいて、まずは休息を充分とって過ごす**ようにしましょう。

「疲れすぎて食べられない」タイプなので、仕事終わりの帰宅前後が要注意。**エネルギー切れを起こす手前で、食事をとることを忘れずに**。また、冷えると胃腸の機能がガクリと落ちてしまうので、暑い夏でも冷たいものは控え、冬はもちろん一年を通じて体やおなかを冷やさないよう気をつけてください。

むくみやすい人も多いですが、その場合は「食事抜き」のダイエットが特によくないタイプ。食事をしっかり食べることで筋力がつけば、基礎代謝が上がってきて、自然にやせられますから、気血の材料となる食材をきちんと食べるようにしましょう。

B

ジメジメ胃腸タイプ「痰湿」さんは

余計なものを控えて守る！

この「痰湿」タイプさんは、胃腸が苦手なものを食べ過ぎなケースが多く、とにかくそれらを避けることが第一です。**生もの、冷たいもの、甘いもの、脂っこいものを食べ過ぎている人は、ゼロにしなくていいので、できるだけ頻度や量を減らしましょう。**特におやつで乳製品や甘いものや冷たいものをとる人が多いようなので、ひとまず1週間でもいいので間食を我慢し、しっかりごはんを食べるようにしましょう。それだけでかなり体調が違ってくるはずです。

早食いの人、夕食が遅い人もこのタイプが多いです。よくかみ、夕食は寝る3時間前までに。3時間を切る場合は消化にいいスープなどで夜は軽めにし、朝をしっかり食べるよう切り替えましょう。特に遅い夕食に刺身やサラダ、冷ややっこ、納豆、乳製品が多いと胃もたれしやすくなるので、気をつけて。ビールや夕食後のフルーツやアイスも要注意です。

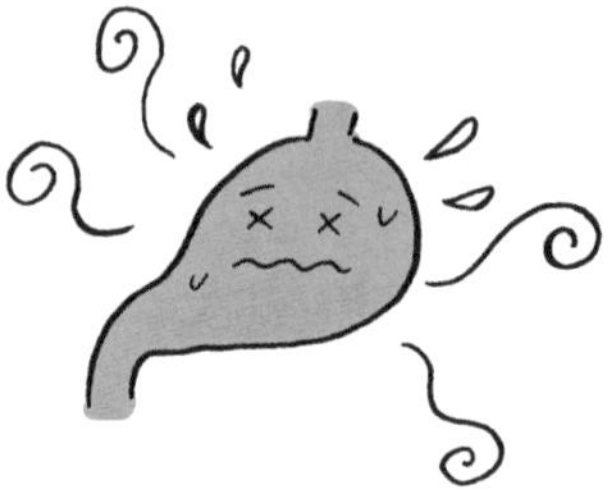

おすすめ食材❶

キャベツ

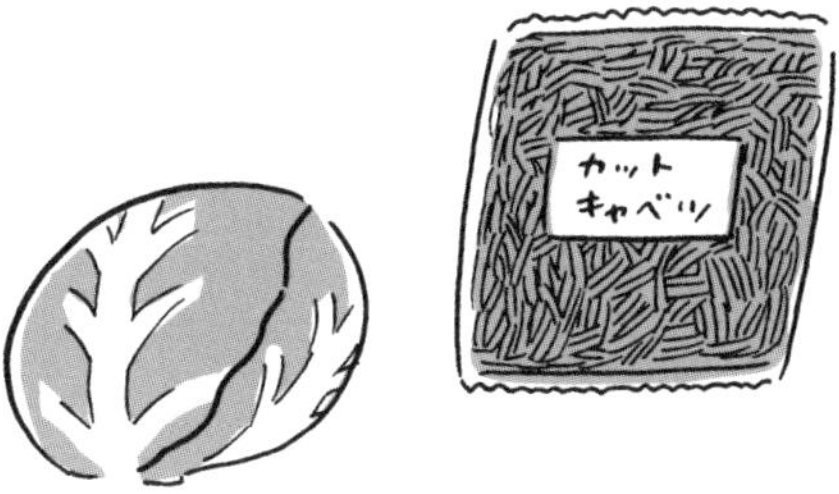

「なんだか胃がモヤモヤするな〜」というときは、「とにかくキャベツを食べておけば大体どうにかなる」というくらい、**キャベツは胃腸の調子を高めてくれる食材**です。**胃痛があるタイプと消化不良のタイプ、どちらにも使える**身近で便利なありがたい野菜です。

効き目は穏やかですが余計な湿気を取り除く作用もあるので、食べ過ぎたわけではないのに食欲不振になったり、胃が重たくなったりしがちな人も、胃腸を底上げしてくれるので、できるだけこまめにキャベツを食べておきましょう。

今はコンビニやスーパーでもカット野菜コーナーにはキャベツが置いてあることが多いので、それを積極的に活用してもいいですね。胃が弱っているので生ではなく、スープに入れるなど加熱して食べてください。

おすすめ食材 ❷

大根

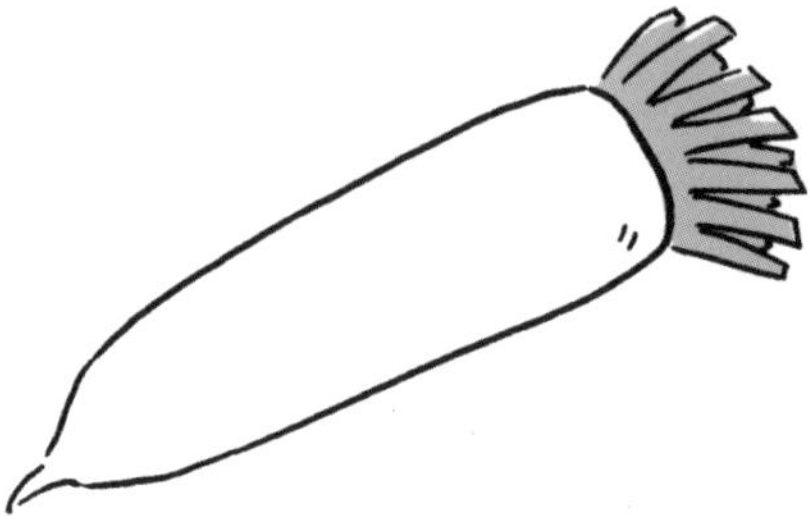

「大根役者」という言葉がありますが、これは「どんな食べ方をしても、大根があれば食あたりしない」に由来するという説もあるとか。でんぷんを分解する「アミラーゼ」、たんぱく質を分解する「プロテアーゼ」、脂肪を分解する「リパーゼ」など**消化酵素の宝庫で、消化不良の解消に心強い食材**です。お餅やそば、うどんなどの麺類は、もたれやすい食べ物ですが、よく大根おろしが添えられているのは、消化不良を防ぐため。肉や魚も大根おろしと一緒に食べることで、消化がスムーズになります。

生だけでなく**加熱した大根も、胃腸の調子を整えたり、痰湿を取り除く作用に優れています**。ただし気を下す作用もあるので（つまり気力が上に上がらなくなる）、非常に体力が落ちている人、おなかがゆるくなりやすい人は、食べ過ぎに注意です。

おすすめ食材③

とうもろこし

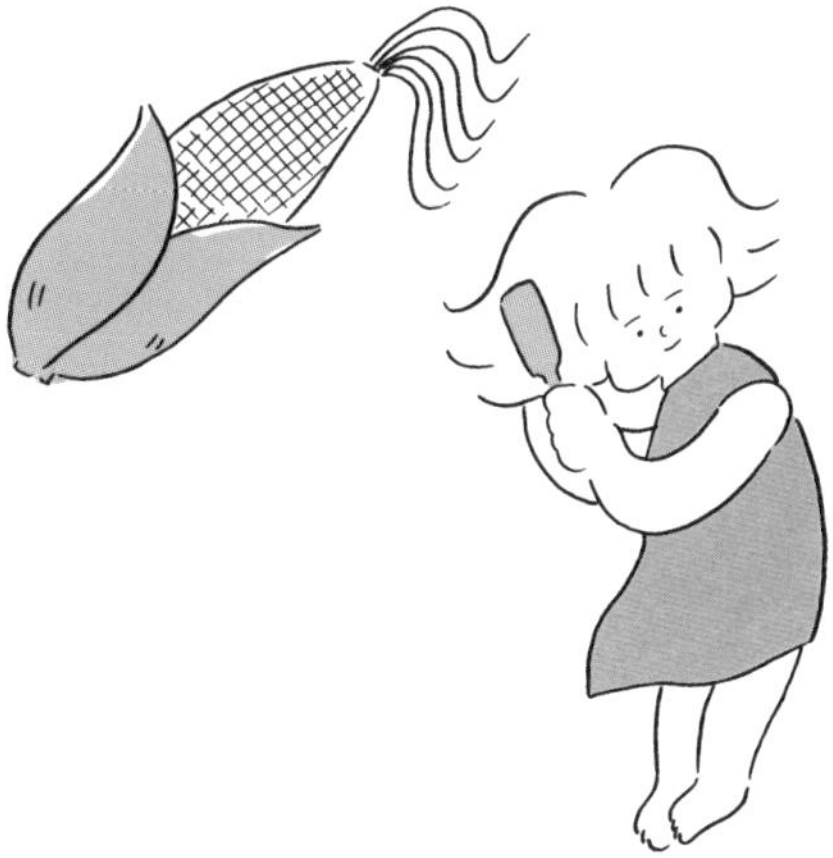

胃腸の調子を整え、余分な水分を排出してくれるとうもろこし。**むくみやすく、水分をとりすぎると胃腸の調子が落ちてだるくなりやすい人におすすめの食材**です。湿気の多い梅雨どきから8月半ばまで楽しめ、ゆでたり焼いたりしてそのまま食べたり、ごはんに炊き込んだり。サラダだけでなく、スープや炒め物にも。冷凍や缶詰などもぜひ利用してみてください。

とうもろこしは実だけでなく軸やひげ、根、葉も「玉米鬚《ぎょくべいじゅ》」という生薬に用いられ、尿量の減少やむくみ、黄疸の解消に使われます。特にひげは利尿作用が高く、ひげ茶にしたり、一緒に料理に使ってください。

なお食物繊維が多いので、おなかが弱く下痢しやすい人は食べ過ぎに注意。皮の部分を除いたコーンクリームを活用するといいです。

「痰湿」さんの食べ方アドバイス

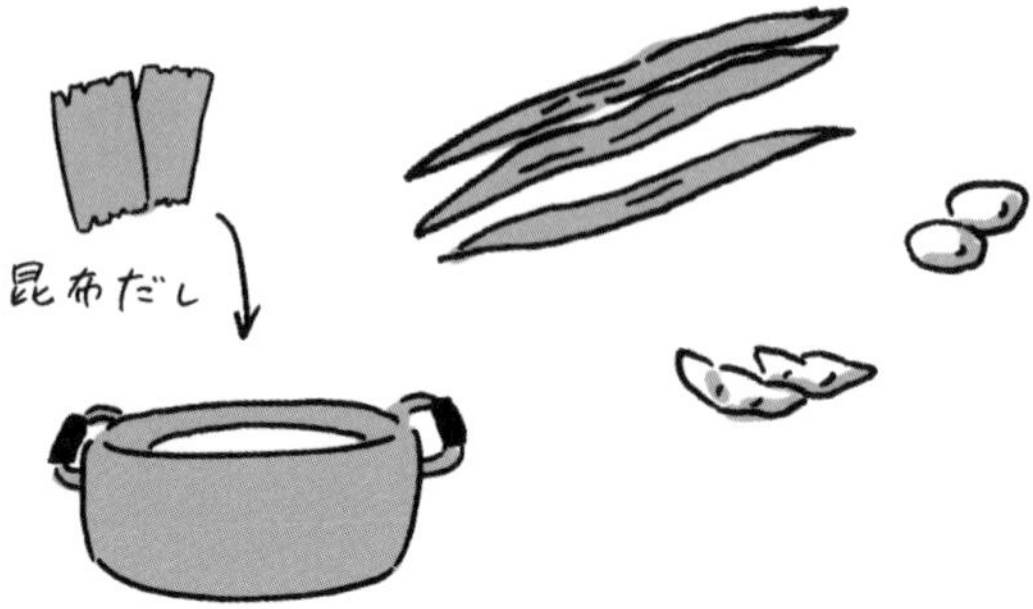

炭水化物だけ、くだものだけといった食事にならないようにしましょう。穀類、肉・魚、野菜がまんべんなくとれる定食スタイルを心がけて。梅干しやオクラ、大根おろしなど消化を促すものを添えましょう。

いつものごはんを「発芽玄米」や豆ごはん、麦ごはんにするのもおすすめです。だしをとるときは、必ず昆布など海藻類を加えると水分代謝を促し、痰湿を取り除いてくれます。

その他のおすすめ食材

- 発芽玄米
- あわ
- オートミール
- 大麦
- 米麹
- 里いも
- トマト
- ラディッシュ
- しょうが
- 梅干し
- 豆類
- オクラ
- かぶ
- 海藻類
- かんきつ類
- ゆず皮
- プーアール茶

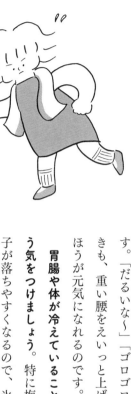

「痰湿」さんの生活養生

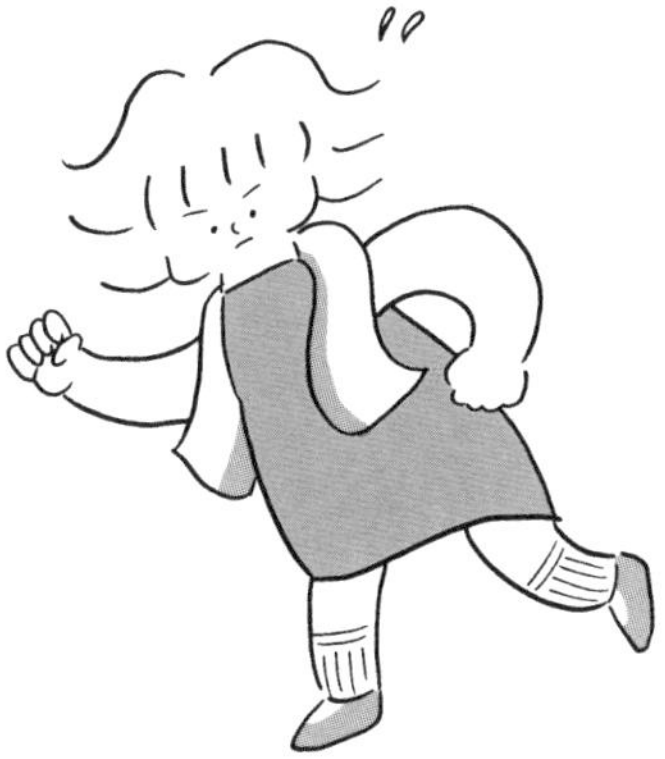

前の「脾虚」さんは休息が大事でしたが、この**「痰湿」さんは入浴や運動も適度にしたほうがいいタイプ。**体がもったりして重たくなっていますが、できれば足を動かしたほうが胃腸も元気になり、水分代謝が促されます。「だるいな〜」「ゴロゴロしていたいな〜」と思うときも、重い腰をえいっと上げて、散歩に出かけたりするほうが元気になれるのです。

胃腸や体が冷えていることが多いので、冷やさないよう気をつけましょう。特に梅雨から夏にかけて胃腸の調子が落ちやすくなるので、氷入りのドリンクは飲まない、腹巻きをするなど対策を。湿気にも弱いので、じとじとする季節は除湿器を活用し、雨にぬれたり汗をかいたりしたらこまめに着替えて、ぬれたままの服でいないよう気をつけてください。

C

ストレス胃腸タイプ「気滞」さんは

おなかをリラックス！

このタイプの人は、ストレスや忙しさによって食欲が落ちてしまったり、消化力が落ちてしまいがち。**胃腸そのものの調子が悪いというよりは、体全体の巡りが悪いので、合わせて胃腸の働きもにぶくなっている状態**です。「どうもおなかの調子が悪いな」と感じるときは、胃腸が苦手な生もの、冷たいもの、甘いもの、脂っこいものを避け、スープ＋ごはんを中心の食事にしましょう。疲れが多いと「食べるのが億劫……」となる一方で、**緊張がゆるむと、とたんに食欲が爆発したりもするので、その場合はもたれない程度に、しっかり食べる**といいです。

食事を「作業」のように食べる人もいますが、それでは消化液がきちんと出ません。**「食べるのを楽しもう」と頭を切り替え、よくかみ、ゆっくりと味わって食べる**のも大切です。コンビニで買ったお惣菜を器に移し替えて気分を変えるだけでも、胃腸にはあなどれない効果があるのです。

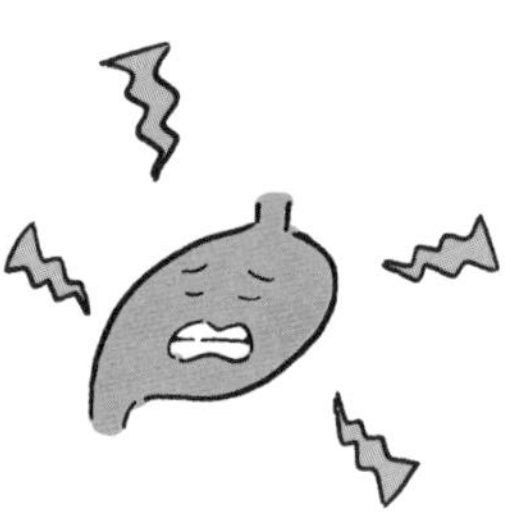

おすすめ食材❶

しそ

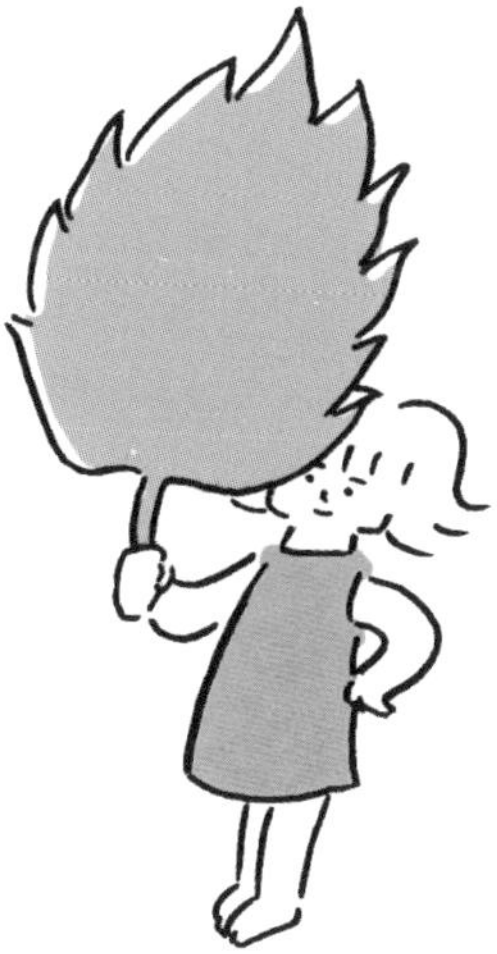

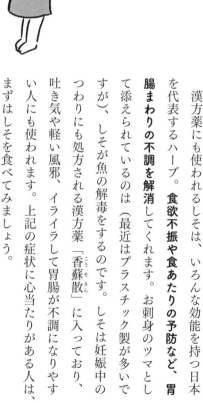

漢方薬にも使われるしそは、いろんな効能を持つ日本を代表するハーブ。**食欲不振や食あたりの予防など、胃腸まわりの不調を解消**してくれます。お刺身のツマとして添えられているのは（最近はプラスチック製が多いですが）、しそが魚の解毒をするのです。しそは妊娠中のつわりにも処方される漢方薬「香蘇散《こうそさん》」に入っており、吐き気や軽い風邪、イライラして胃腸が不調になりやすい人にも使われます。上記の症状に心当たりがある人は、まずはしそを食べてみましょう。

気の巡りを解消するには香りの成分が重要なので、生のしそがおすすめです。どんな料理にもちぎって入れるだけでＯＫ。スープやみそ汁にトッピングしてみてください。胃腸の調子を整える場合は、赤じそのふりかけでも大丈夫です。

おすすめ食材❷

玉ねぎ

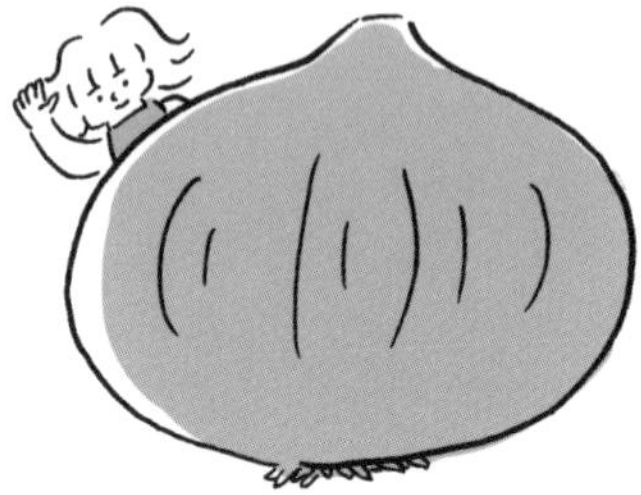

玉ねぎは動脈硬化や血栓予防にいいとされているため、「血液サラサラ食材」のイメージが強いですが、実は**消化不良を解消したり、胃腸の湿気を動かしたりと、ストレスで胃腸の調子を落としがちな人にもいい食材。**血流だけでなく、**体内のいろんな流れをよくしてくれる**ので、なにかと体が滞って重たくなりがちな「気滞」タイプさんにぴったりなのです。特にゲップが出やすい人は、コンスタントにとるようにしましょう。

生のままのほうが薬膳的な効果は高いですが、辛みで胃が痛くなってしまうことがあるので、やはり熱して食べるようにしましょう。ポトフやミネストローネなど洋風のスープでは玉ねぎを「うまみのベース」として活用することも多いので、大いに利用したいもの。冷凍の玉ねぎペーストや粉末も便利でおすすめです。

おすすめ食材 3

ピーマン

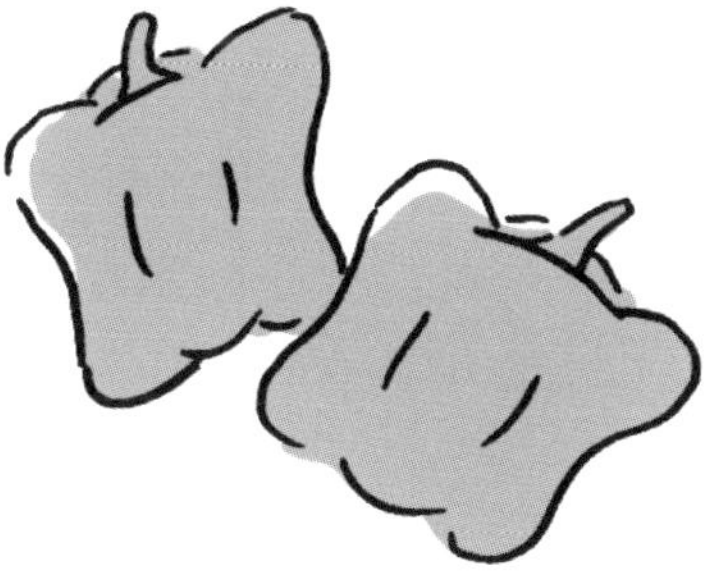

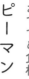

イライラしたり、忙しかったりするときに食欲不振になる人におすすめなのが、気の流れを整えてくれるピーマンです。五臓のうちストレスとの関わりが深い「肝」をいたわると言われます。忙しさや緊張感で、胸がつかえる感じがするときにぜひ食べてみてください。パプリカもピーマンの一種なので、どちらを使ってもOK。イライラを抑え、食欲不振を解消してくれます。

最近のピーマンは香りや苦みが少ないものが多いですが、**できるだけ香りと苦みがしっかり残ったもののほうが、薬膳的な効果は高い**です。苦みが少ないサラダピーマンではなく、昔ながらのものを選ぶといいでしょう。

生でも食べられる素材なので、ピーマンをスープにするときは煮る時間が短いものに活用できそうです。意外に思うかもしれませんが、みそ汁にもよく合います。

「気滞」さんの食べ方アドバイス

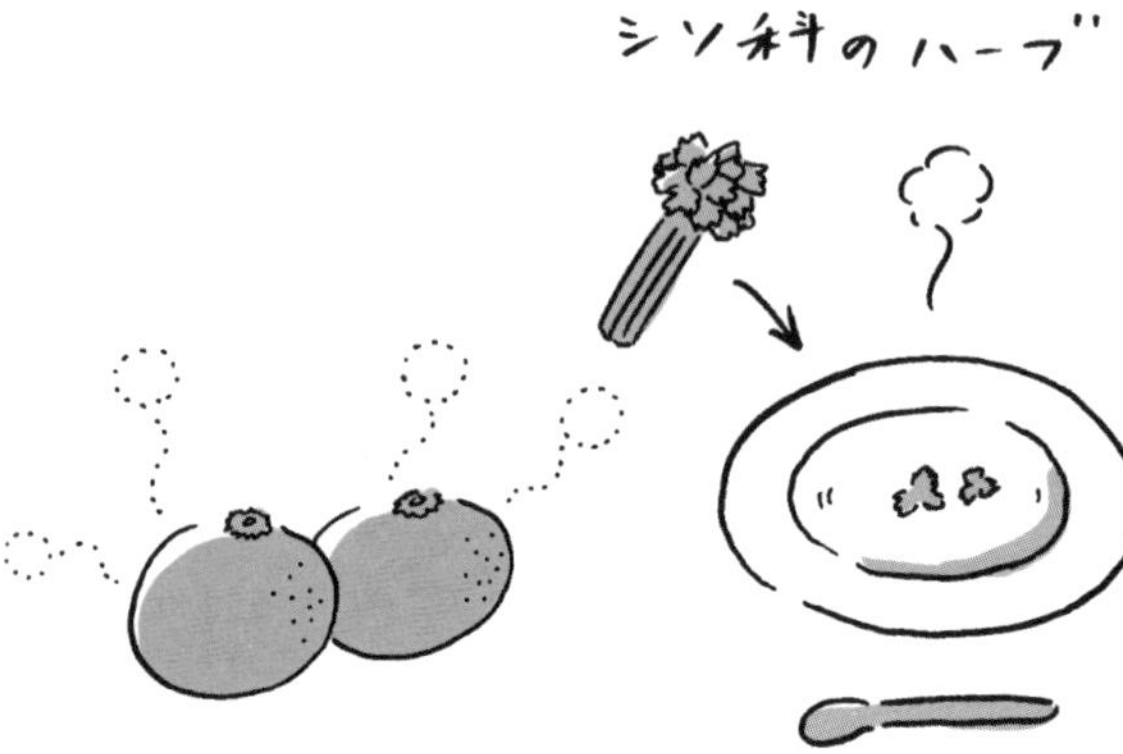

ゆず皮やバジル、三つ葉などはみそ汁やスープのトッピング、吸い口のあしらいなどに活用して香りを楽しみましょう。ハーブティーもスープの一種と考えて、気分転換にシソ科のハーブ（レモンバーム、ミント、ラベンダー、バジル）を使ったお茶を飲むようにしてください。食事の前に香りをかぐだけでも違います。トマト風味、カレー風味のスープもおすすめです。

その他のおすすめ食材

- トマト
- かんきつ類
- ゆず皮
- マッシュルーム
- あなご
- バジル
- 三つ葉
- カレー粉
（カルダモンやクミンが入ったもの）
- ラベンダー
- ミント
- レモンバーム
- カモミール
- ジャスミン
- バラ

「気滞」さんの生活養生

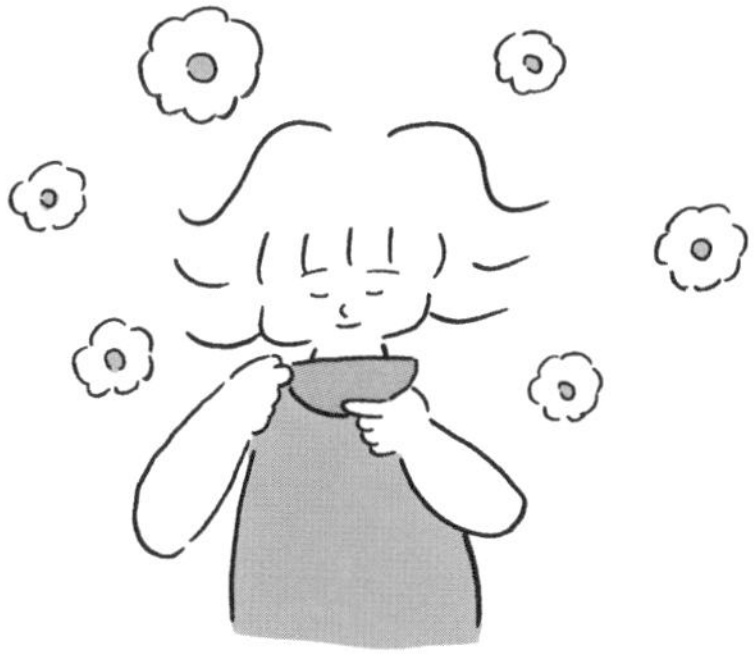

頭の切り替えやストレス発散をうまくしていくことが課題の「気滞」さん。**忙しいときほど、こまめなストレス発散を**心がけましょう。香りのいいものはストレス発散作用があるので、料理にハーブやかんきつ類を使うだけでなく、好きな香りの入浴剤でお風呂にゆっくりつかったり、香りのいいハンドクリームやシャンプーを身近に置いたりするのも手軽な養生です。

運動をするときは、楽しくできるものを選びましょう。「運動しなきゃ」「体にいいから、がんばらなきゃ」と義務感を覚えるものは、余計にストレスがたまります。たとえばウィンドーショッピングをウォーキング代わりにしても大丈夫。自分の「楽しい」「気持ちいい」を軸にしてください。歌をうたうのも、いいストレス発散になります。

食べたら元気になれる！

気血スープレシピ

気と血を補い、胃腸を元気にしてくれる
スープのレシピをご紹介します。
具だくさんのみそ汁や雑炊・おかゆなどもスープの一種。
それぞれ気や血を補う野菜や
動物性たんぱく質をしっかり入れています。
疲れた人でも作りやすいよう、
多くのスープは煮時間をできるだけ短めにしました。
冷凍食品や缶詰、乾物なども賢く活用して、
忙しい毎日を乗り切りましょう。
本当に食欲がないときはスープ一品でＯＫですが
軽めのスープの場合、余裕があれば
ごはんや肉・魚のおかずを一緒に食べてください。

※材料の項目についているマークは、以下の内容を表しています。
気マーク…気を補う食材／血マーク…血を補う食材／脾マーク…脾を養う食材

すっぽんスープの卵雑炊

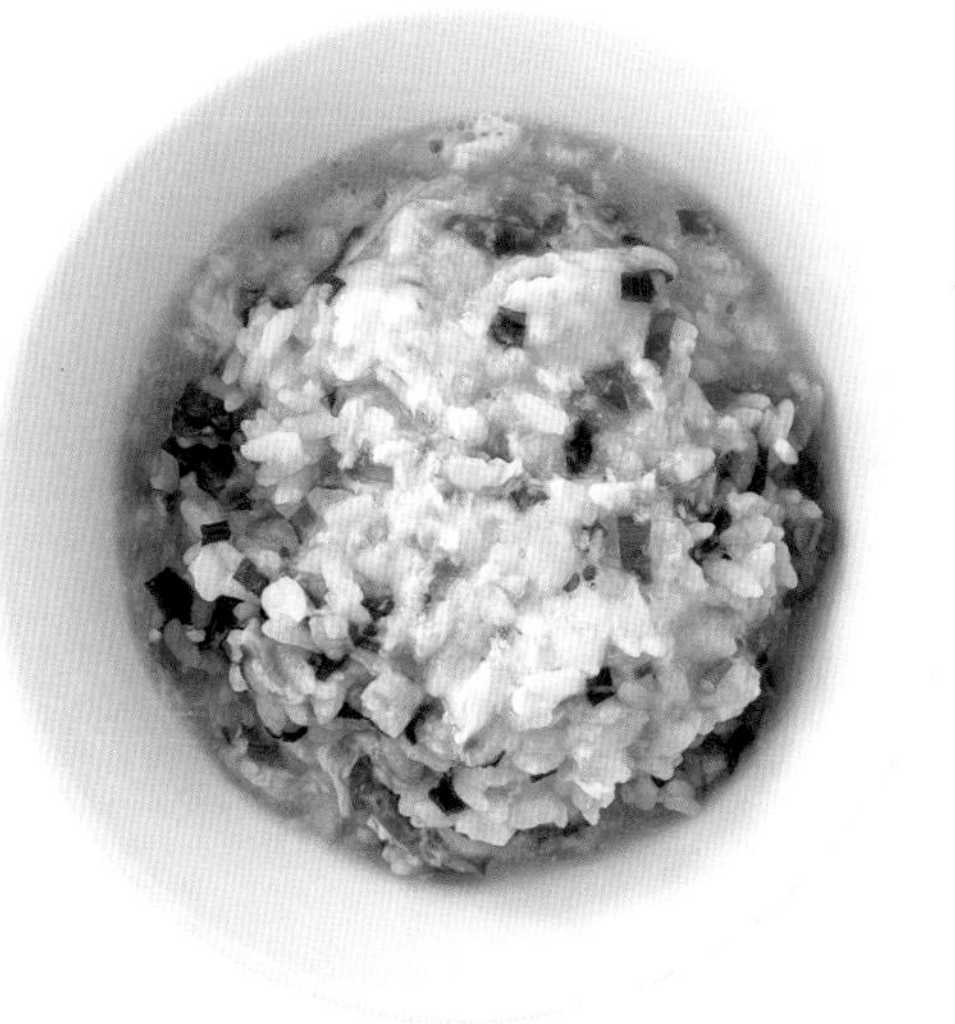

気力不足にとにかくおすすめなのが、とろろとごはん。小分けの冷凍とろろと乾燥ねぎを常備していれば包丁なしで完成する、滋養たっぷりの雑炊です。卵を入れて、気血の材料もチャージしましょう。

材料（2人分）
卵 血…2個
→割りほぐす
冷凍とろろ 気 脾…240g×2袋
→流水で解凍する
ごはん 気 脾…軽く2膳
★すっぽんスープ…2缶（180mℓ×2）
乾燥ねぎ…10g（生の場合は20g）

1 鍋にすっぽんスープ、水100mℓを入れ、火にかける。沸騰したらごはん、乾燥ねぎを入れる。
2 ごはんが煮くずれたらとろろを加え、卵を溶き入れ、火を止める。

【すっぽん】滋養強壮作用が強いすっぽんは、缶入りスープが手軽で便利です。体力不足の人はストックしておいて、ドリンク剤の代わりにこちらを飲むのがおすすめ。

根菜と鶏肉の酒粕スープ

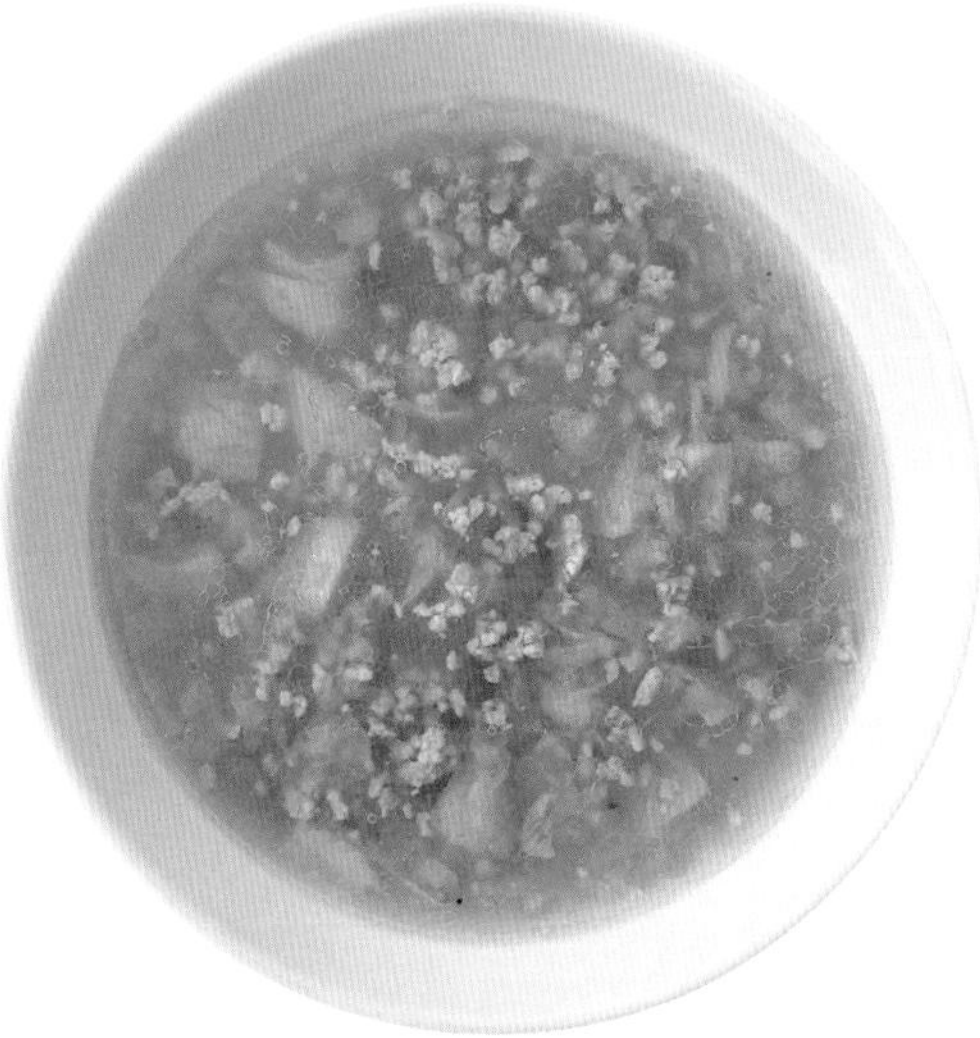

腸の調子を整えるさつまいもと消化を促すかぶ。
やわらかく煮ればポタージュのようになるので
疲れて消化力がないときも食べやすいスープです。
酒粕は体を温め、腸の調子を整えてくれます。

材料（2人分）

★ さつまいも 気 脾 …½本（190g）→ 1cm角に切る
かぶ（中）気 脾 …1個 → 1cm角に切る
鶏ひき肉 気 血 脾 …200g
酒粕 気 脾 …20g
塩麹 気 脾 …大さじ½
植物油…大さじ1

1　鍋に植物油を入れて火にかけ、ひき肉を炒める。色が変わったら塩麹以外の材料すべて、水300～400mℓを加え、さつまいもとかぶがやわらかくなるまで煮る。
2　火を止め、マッシャーやスプーンでさつまいもとかぶをつぶし、塩麹を加えて味を調える。

【さつまいも】消化吸収力を高め、気を補ってくれるので、胃腸が弱く、元気が足りない虚弱体質の人にぴったり。腸を潤してくれるので便秘予防にも。

牛クッパ風スープ

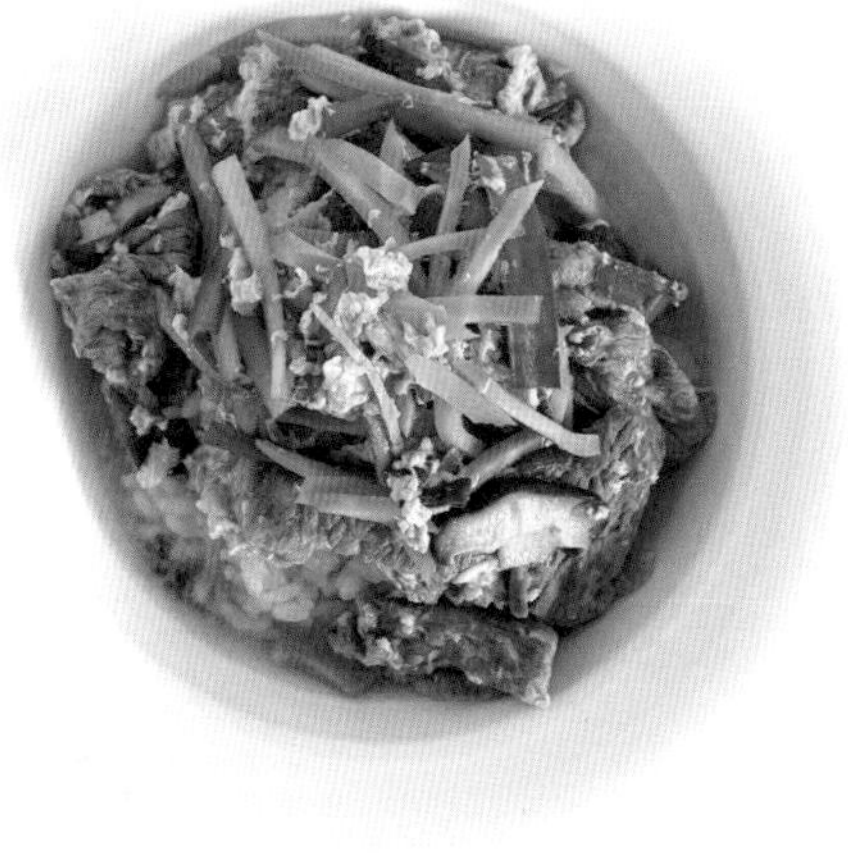

気血を補い、脾を養う牛肉のスープ。
脂身ではなく、ももなど赤身の部位を使って。
にらは体を温め、疲労回復してくれる効果も。
ごはん入りなので、このひと皿で食事は完成です。

材料（2人分）

牛もも薄切り肉 (気)(血)(脾)…200g
　→食べやすく切る
★卵 (血)…2個　→割りほぐす
にら…1束　→4cm幅に切る
生しいたけ (気)…2～3枚　→薄切り
にんじん (血)(脾)…½本　→せん切り
ごはん (気)(脾)…軽く2膳
鶏スープ…400mℓ
しょうゆ (脾)…大さじ1
ごま油…適量

1　鍋に鶏スープを入れて火にかけ、煮立ったらにんじん、しいたけを入れる。軽く火が通ったら牛肉を加え、アクを取る。にらを加え、ひと煮立ちしたらしょうゆを加えて味を調える。
2　卵を溶き入れ、火を止める。
3　器にごはんを盛り、上から2をかける。ごま油を好みでかける。

【卵】常備しやすく、胃腸が弱い人でも使いやすいおすすめ素材。気血を補う作用だけでなく、気持ちを安定させる作用もあります。

トマトコーンリゾット

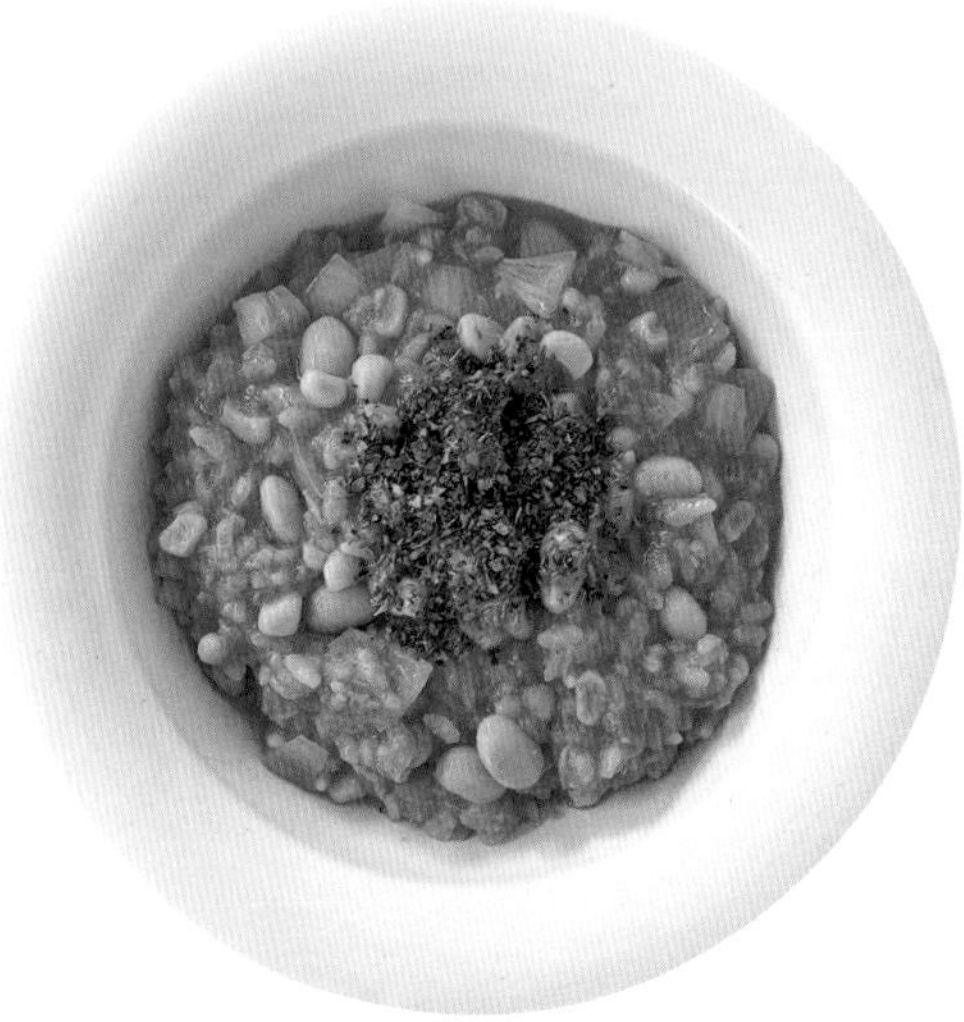

玉ねぎ、枝豆、コーン、バジルは胃腸の湿気対策に、トマトは食欲を増してくれます。乳製品を使った洋風おかずは痰湿がたまって胃腸の働きが落ちるので、酒粕を加えました。

材料（2人分）

玉ねぎ 脾…½個
　→5mm角に切る
ツナ缶 気 血…2缶（70g × 2）
　→さっと油をきる
枝豆（冷凍）気 血 脾…100g
　→さやから出す
コーン缶 脾…1缶（125g）
ごはん 気 脾…1.5膳
★酒粕 気 脾…30g
トマトジュース（無塩）脾
　…1缶（190mℓ）
塩…小さじ½
バジル（乾燥）脾…大さじ1

1　鍋にバジル以外の材料すべてを入れ、水120～150mℓを加えて火にかけ、玉ねぎに火が入るまで煮る。
2　器に盛り、バジルをふる。

【酒粕】スープにコクを与えてくれるので、チーズの代わりに便利。発酵食品で、おなかの冷えや消化不良にも効果的です。

キャベツと厚揚げのさば缶みそ汁

さば缶を使うことでボリュームたっぷり、
しかもだしいらずのカンタンみそ汁。
キャベツは胃腸の調子を整えて、
わかめなど海藻類は湿気を動かしてくれます。

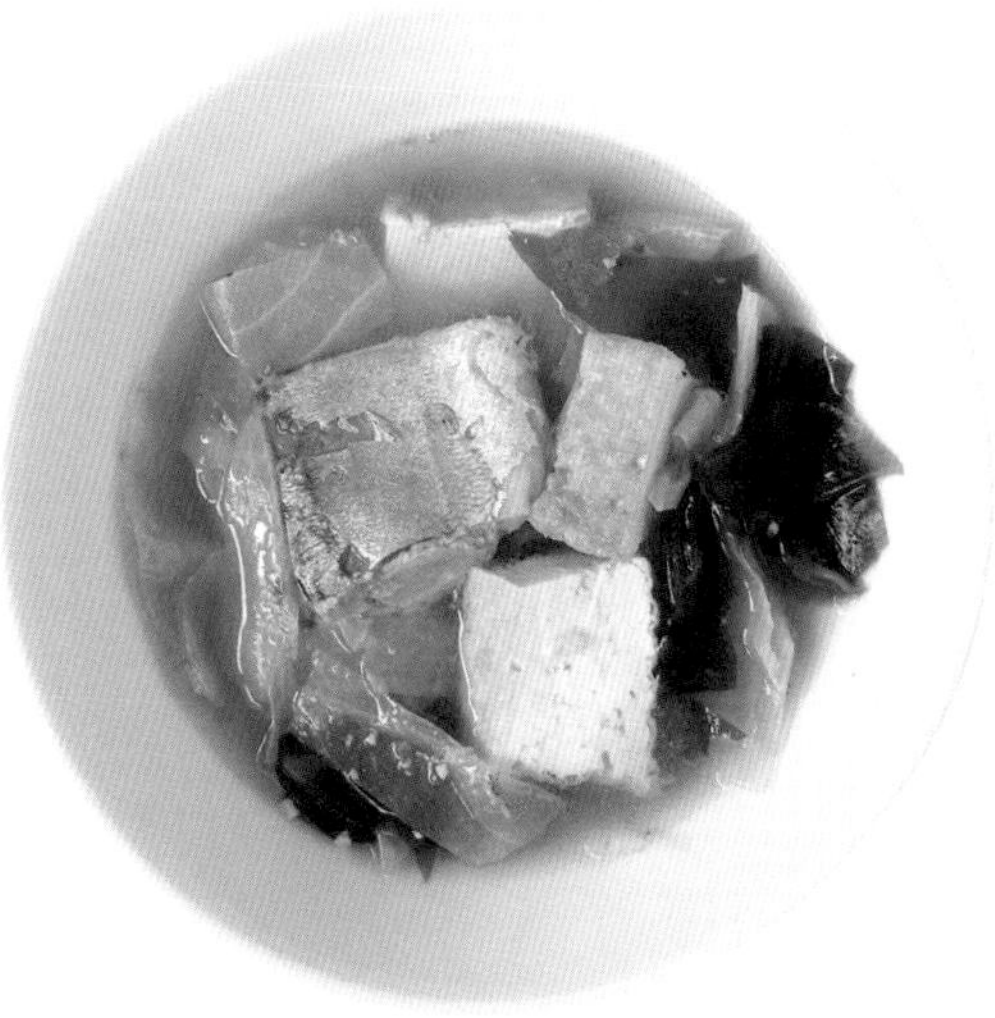

材料（2人分）

★ さば缶（水煮）気血脾 …1缶（190g）
キャベツ 脾…2枚
厚揚げ 気脾 …½丁
（キャベツ・厚揚げ）→食べやすく切る
わかめ（乾燥）…5g
　→水でもどし、水気をきる
みそ 気脾 …10g

1　鍋にさば缶（汁ごと）、キャベツ、厚揚げ、わかめ、水400mℓを入れて火にかけ、キャベツに火が通るまで煮る。
2　火を止め、みそを溶き入れる。（みその量は、さば缶の塩分量によって加減する。）

【さば缶】気血を補いつつ、血流もよくしてくれる素材。新鮮なさばの栄養が閉じ込められた缶詰は、ぜひストックしたい食材です。

豚肉と大根のスープ

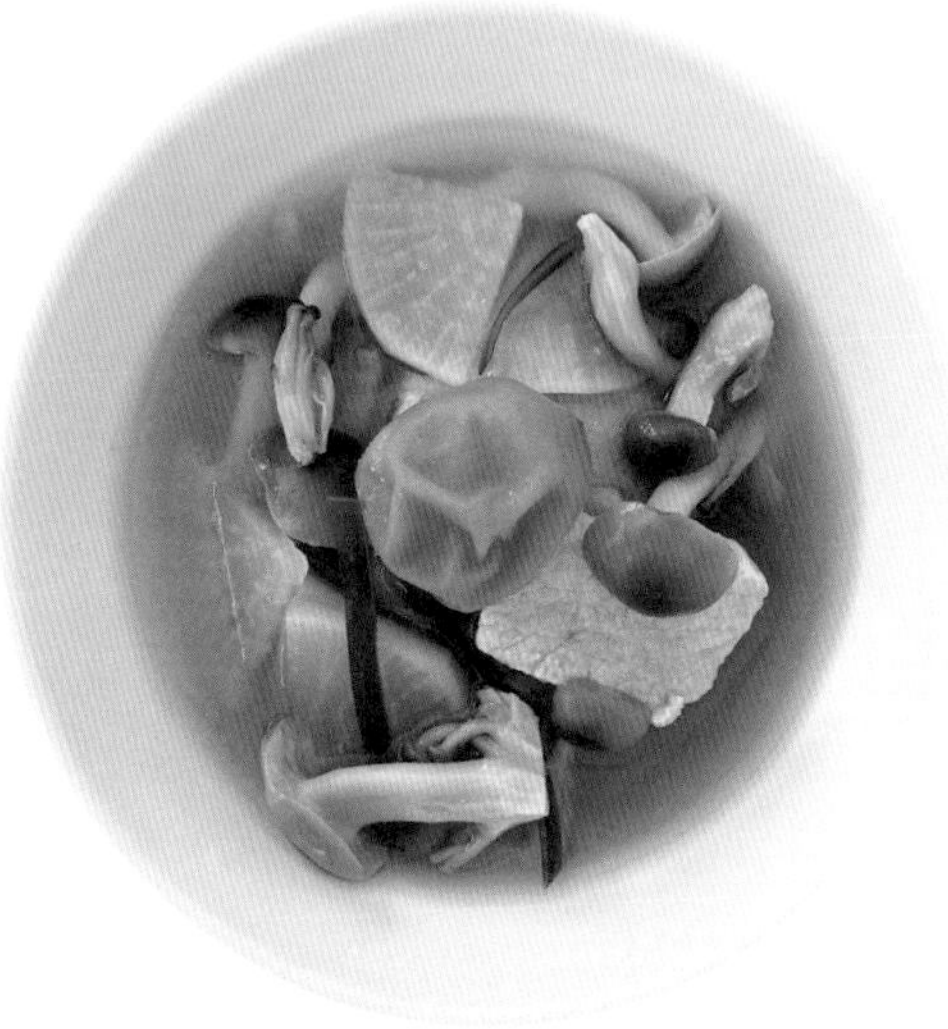

大根は消化を促し、湿気を取ってくれる素材。
きのこや昆布も余分な湿気を除いてくれます。
消化を促す梅干しを入れることで
食欲がない日もさっぱりと食べやすいです。

材料（2人分）

豚もも薄切り肉 気 血…200g
　→食べやすく切る
大根 脾…5cm
　→いちょう切り
★ きのこ類（しめじ、まいたけなど）
　気…½パック
　→食べやすくほぐす
昆布…5cm角×2枚
梅干し 脾…1個
しょうゆ 脾…少々

1　鍋に水400mℓを入れ、キッチンばさみで細切りにした昆布を入れる。
2　鍋を火にかけ、大根、きのこ類、梅干しを入れ、火が通るまで煮る。
3　豚肉を加え、アクを取りながら火が通るまで煮る。火を止め、しょうゆで味を調える。

【きのこ】きのこ類は気を補う作用があり、食物繊維が豊富でおなかの調子を整え、たまった余分な水分を動かしてくれる働きも。

青じそとじゃこの卵雑炊

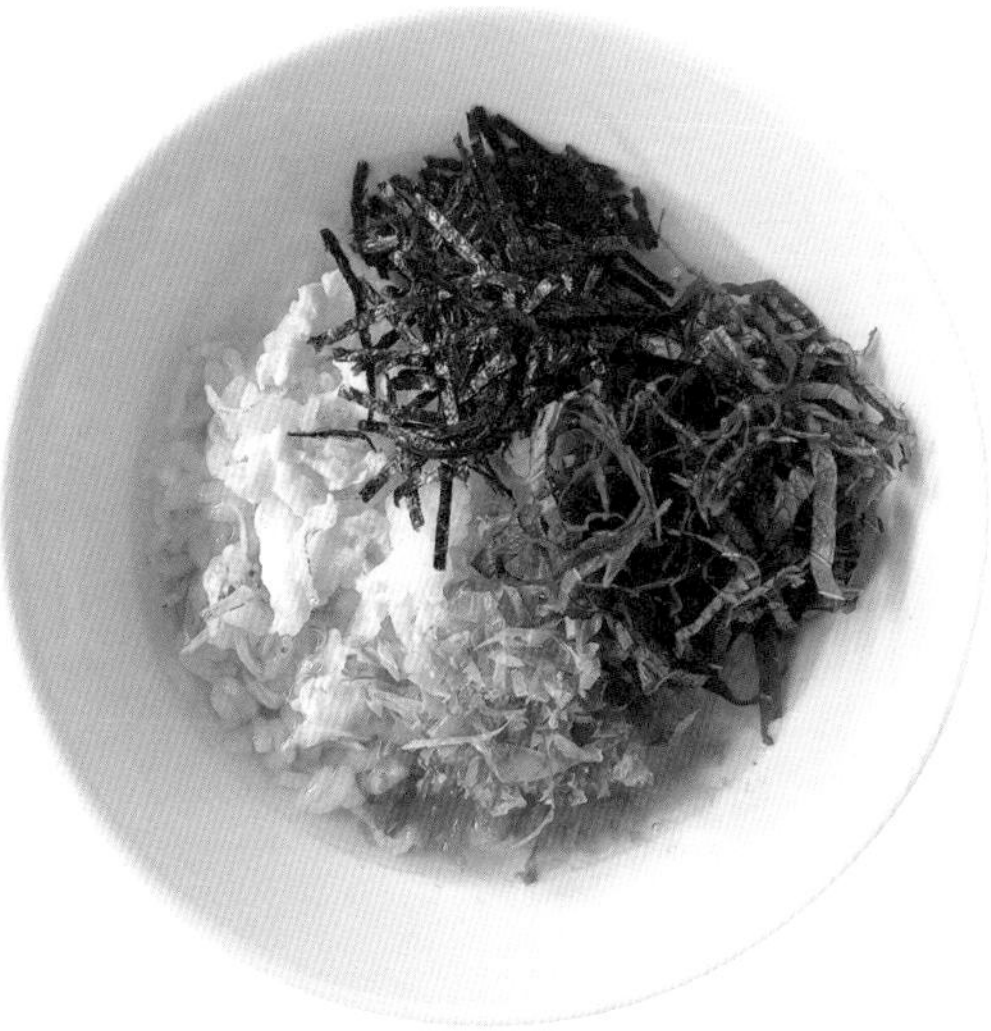

とにかく時間がなく、疲れがたまった日に
おすすめな、カンタン雑炊です。
青じその香りで気を巡らせてストレスを発散し、
卵、じゃこ、かつお節でたんぱく質も補給します。

材料（1人分）

★ ちりめんじゃこ 気 血 脾…30g
卵 血…1個
ごはん 気 脾…1膳
A 青じそ 脾…10枚
　→せん切りまたは手でちぎる
　刻みのり…適量
　かつお節 気 血 脾
　…1パック(3～5g)

1　鍋に水300mℓを入れて火にかけ、ごはん、じゃこを加えてやわらかくなるまで煮る。
2　割りほぐした卵を溶き入れ、火を止める。器に盛り、Aをのせる。

【ちりめんじゃこ】いわしの稚魚。気血を補う作用だけでなく、気持ちを安定させる作用も。サラダやあえ物などにも活用して。

トマトバジルスープ

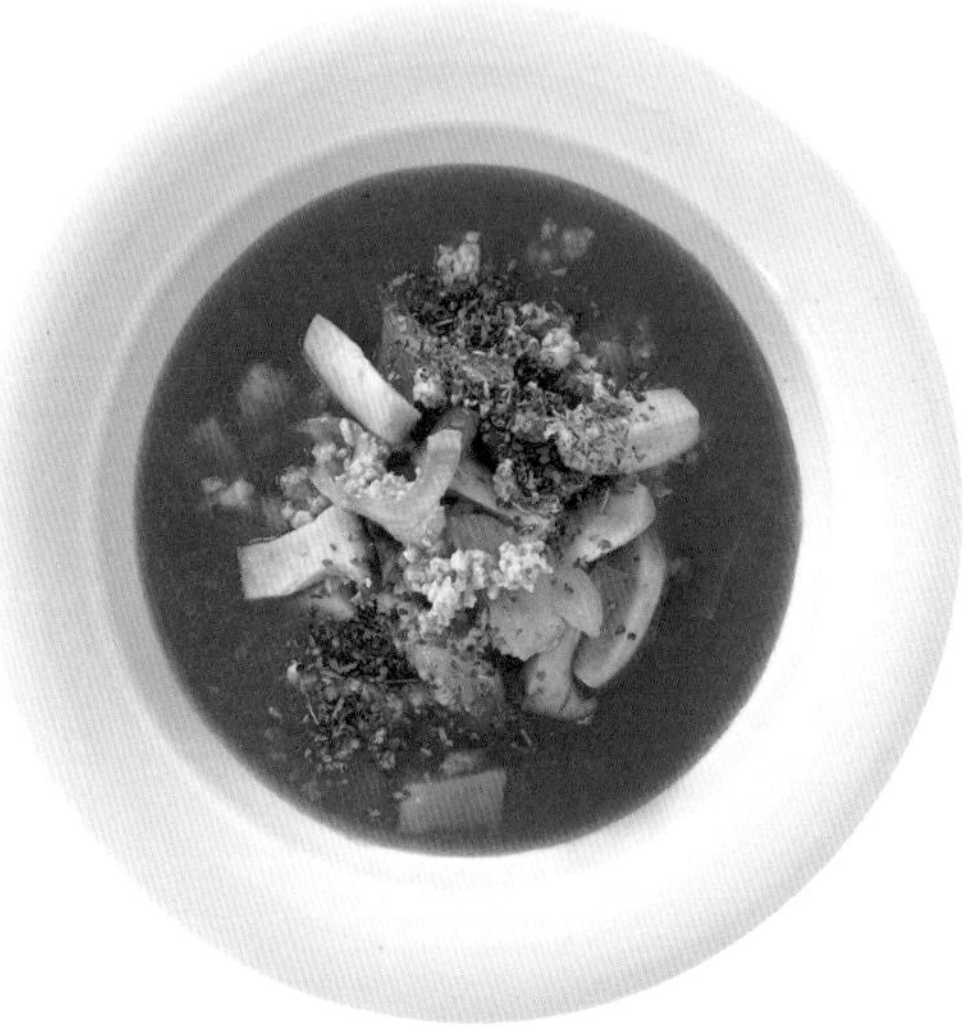

ストレスによって食欲が落ちがちな人に
バジルなどハーブ類は特におすすめの食材。
玉ねぎは気を巡らせ、食欲を促し、
トマトは消化を促進します。

材料（2人分）
鶏ひき肉 気 血 脾 …200g
玉ねぎ 脾 …½個
　→薄切り
エリンギ…1パック（100g）
　→食べやすく切る
トマトジュース（無塩）脾
　…1缶（190mℓ）
★ バジル（乾燥）脾 …小さじ2
塩麹 気 脾 …小さじ2
植物油…大さじ1と½

1　鍋に植物油を入れて火にかけ、玉ねぎを炒める。透き通ってきたらひき肉、エリンギを加え、炒める。油が回ったらトマトジュース、水150mℓを加え、アクを取りながら火が通るまで煮る。
2　火を止め、塩麹で味を調える。器に盛り、バジルをふる。

【バジル】シソ科のバジルは気の巡りをよくし、胃腸の働きを整えます。胃もたれや腹部膨満感がある人におすすめのハーブです。

ピーマンのカレースープ

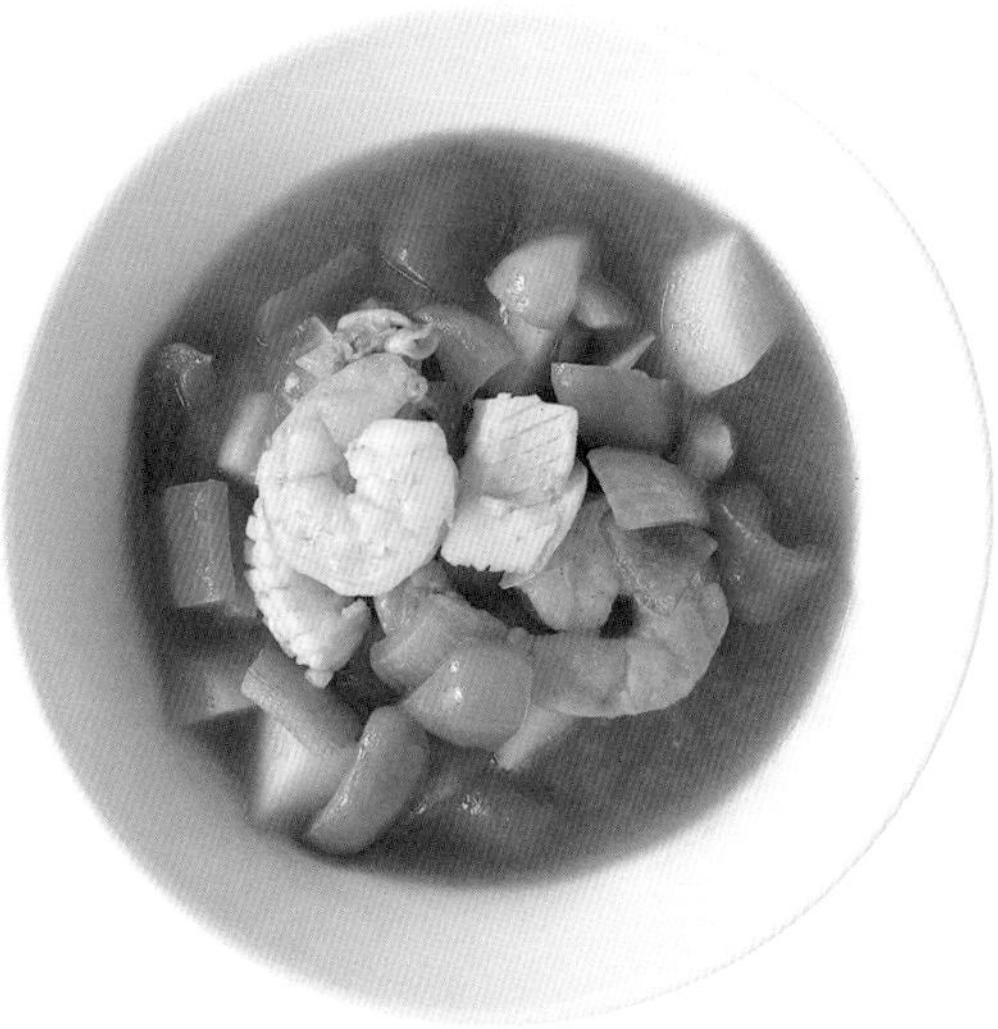

ピーマン&パプリカはどちらも、
気の巡りをよくしてイライラを抑える作用が。
いかやたこ、えびなどが入ったシーフードミックスは
手軽にしっかり血を補える便利食材です。

材料（2人分）

ピーマン 脾…2〜3個 ┐
パプリカ 脾…½個 │→1cm角に切る
じゃがいも 気 脾…1個 │
玉ねぎ 脾…½個 ┘
シーフードミックス（冷凍）血…200g
白ワイン 脾…大さじ1
★カレー粉 脾…大さじ1
A | みそ 気 脾…大さじ1
| ケチャップまたはソース…大さじ1
| 塩…少々
オリーブオイル…大さじ2

1 鍋にオリーブオイルを入れて火にかけ、玉ねぎを炒める。透き通ってきたらピーマン、パプリカ、じゃがいもを加え、炒める。油が回ったらシーフードミックスも加え、炒める。

2 白ワインを加え、アルコールが飛んだらカレー粉を加え、炒める。水400mℓを加え、火が通るまで煮る。火を止め、**A**で味を調える。

【カレー粉】カレー粉に入るスパイスの多くは、気の巡りをよくし、胃腸の働きを高めます。ルーは胃もたれすることがあるので、パウダーで。

和風ポトフ

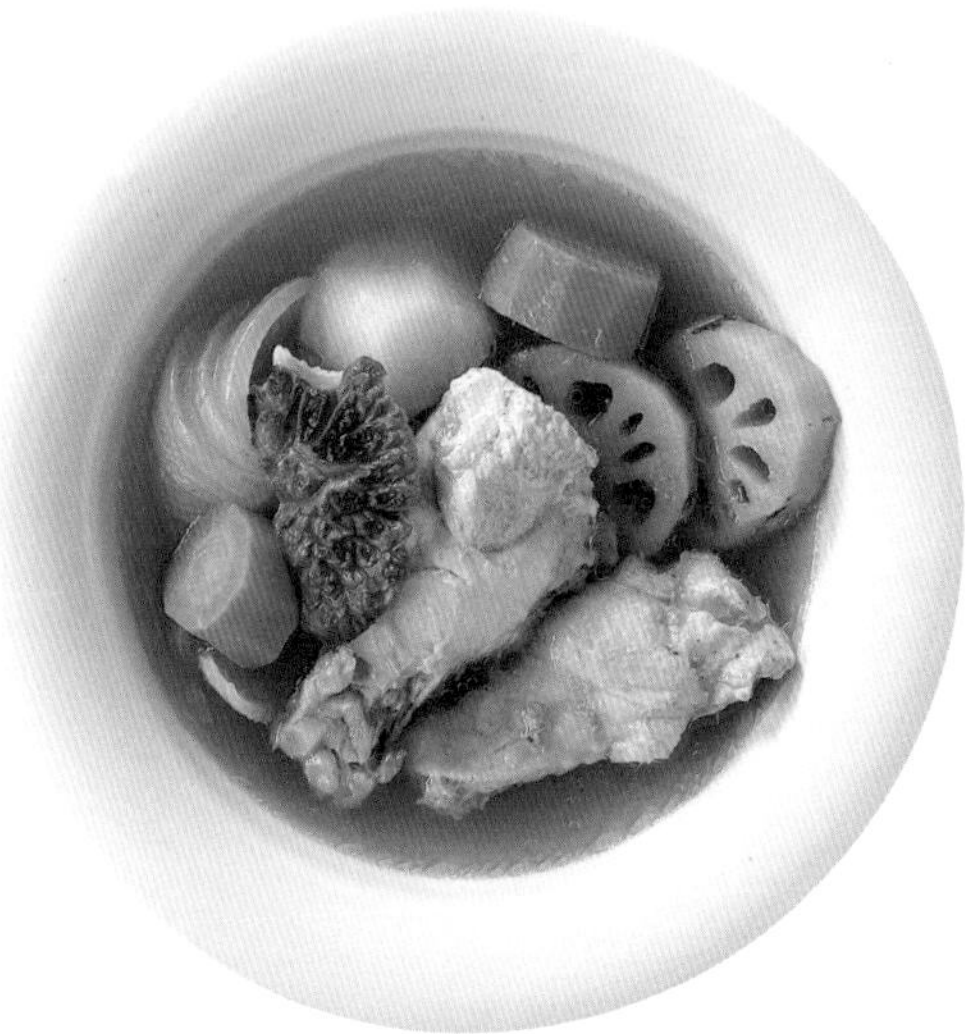

ポトフのような素朴な味のスープはまとめて作り、味つけを変えながら食べるのにいいメニュー。できれば長時間煮たほうが胃腸の負担は軽いので圧力鍋・保温調理器などを上手に使ってください。

材料（2人分）

れんこん 脾 …100g ┐
にんじん 血 脾 …1/3本 ┘→食べやすく切る
じゃがいも（大）気 脾 …1個
　→4等分に切る
玉ねぎ 脾 …1/2個
　→くし形切り
干ししいたけ 気 脾 …3～4枚
★ 鶏手羽 気 血 脾 …6本
昆布…5cm角×2枚
しょうが…1片
　→薄切り
しょうゆ 脾 …小さじ1
日本酒 脾 …大さじ1

1　鍋または圧力鍋に昆布、水400～500mℓを入れる。干ししいたけは軸を折り、半分に割って鍋に加える。

2　1の鍋に残りの材料すべてを入れて火にかけ、やわらかくなるまで煮る（普通の鍋なら弱火で40分、圧力鍋なら加圧後弱火で10分加熱し、火を止める）。

【鶏手羽】 鶏肉は骨つきのほうが気血を補う作用が強くなりますが、その場合必ず長時間煮込むこと。参鶏湯も気血両虚の人にはおすすめ。

ねばねばビーフンスープ

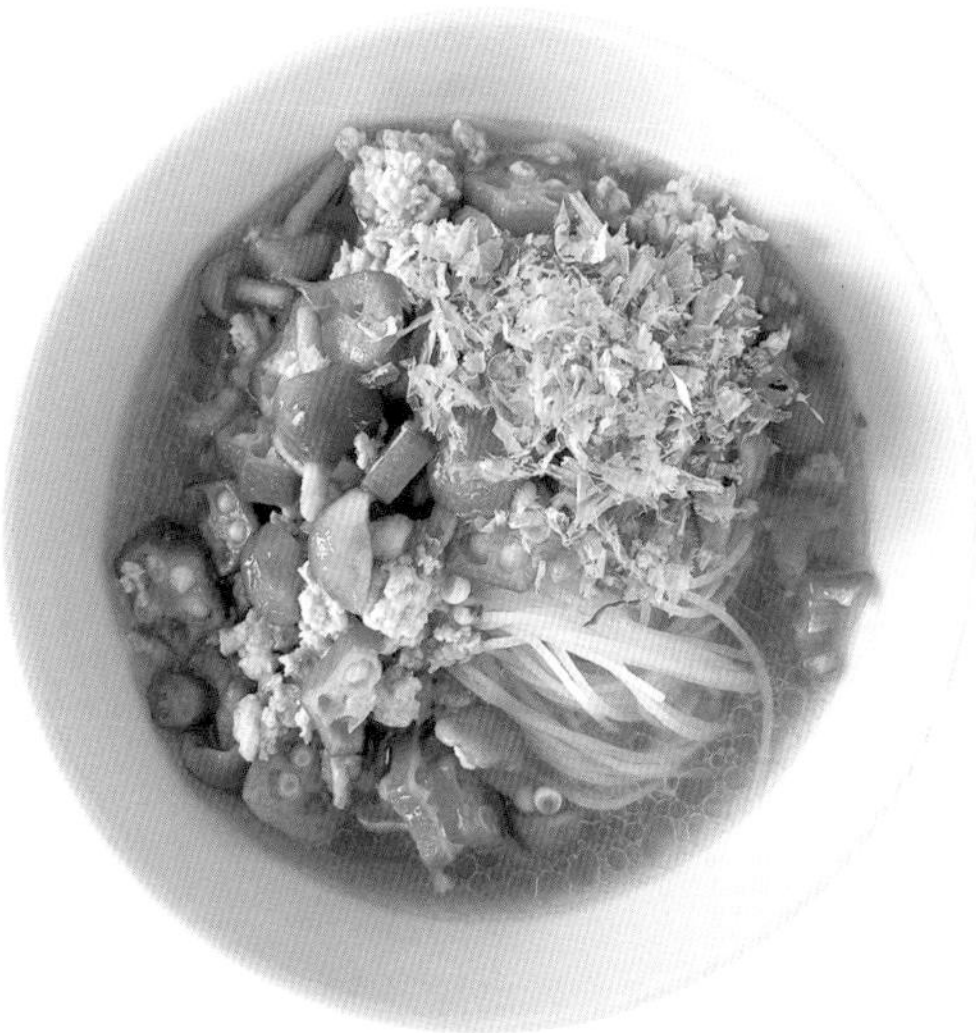

米粉が原料のビーフンは、小麦の麺よりもたれず、調理も簡単で、疲れやすい気血両虚にもうってつけ。鶏肉だけだと血が足りないので、かつお節など他のたんぱく質と組み合わせるようにしましょう。

材料（2人分）

ビーフン 気 脾 …100g
鶏ひき肉 気 血 脾 …200g
★ なめこ 気 …1パック（100g）
★ 冷凍オクラ 脾 …100g
A | 酢 脾 …大さじ1
　| しょうゆ 脾 …大さじ2
かつお節 気 血 脾
…1パック（3～5g）
植物油…大さじ1と½

1　ビーフンは袋の表示どおりにゆでておく。
2　鍋に植物油を入れて火にかけ、ひき肉を炒める。色が変わったら水400mℓを加え、煮立ったらなめこを加える。再び煮立ったらオクラを加え、再度煮立ったら**A**で味を調える。
3　器に**1**を入れ、**2**を注ぎ、かつお節を散らす。

【なめこ、オクラ】ねばねばした食材は、胃粘膜が弱い人の助けに。冷凍オクラはコンビニなどでも手に入りやすいので、気軽に活用しましょう。

かぼちゃ豚汁

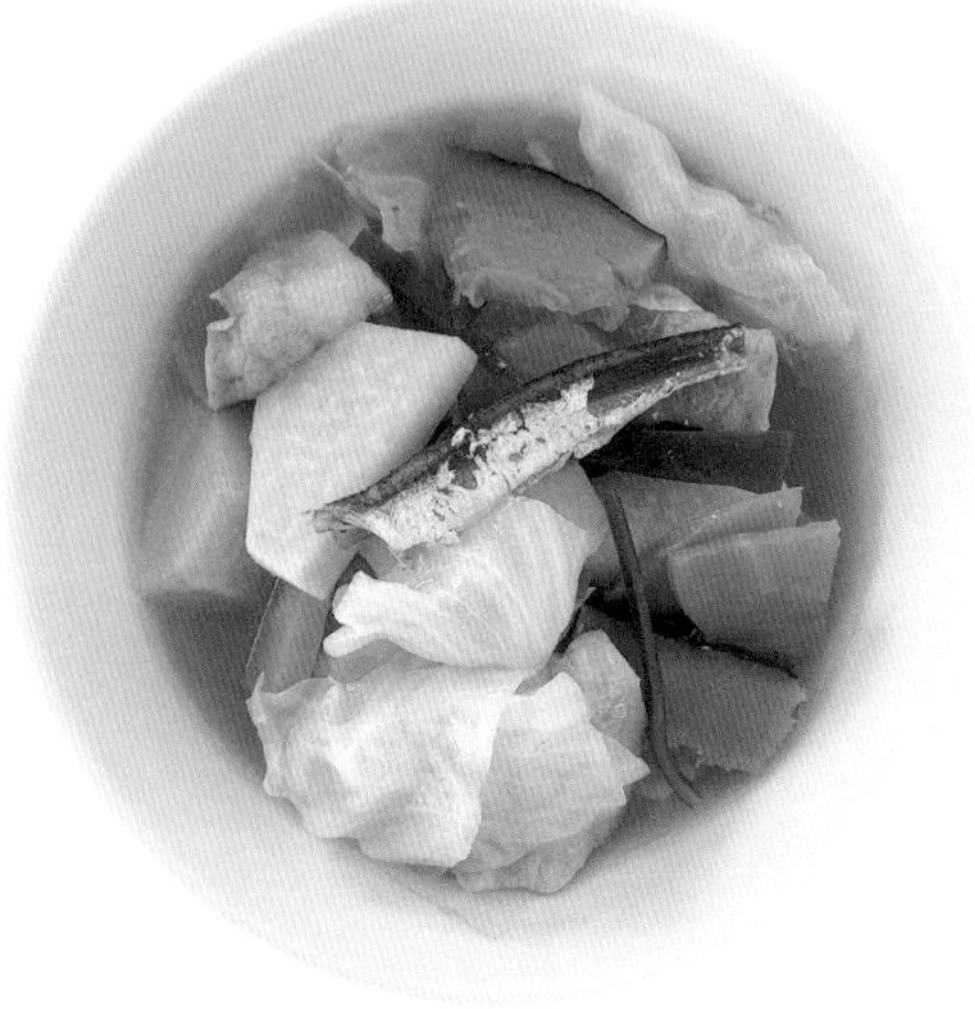

肉も野菜もいっぺんで食べようと思ったときにいちばん簡単なのがみそ汁。特に豚汁は手軽です。煮干しや昆布は一緒に煮てそのまま食べればOK。昆布は細切りにすれば、もどす時間を省けます。

材料（2人分）

★ かぼちゃ（冷凍でも可）気脾…⅛個
→薄切り

★ 里いも（冷凍でも可）脾…2個
→輪切り

にんじん 血脾…½本
→いちょう切り

キャベツ 脾…2枚
→3cm角に切る

豚薄切り肉 気血…150g
→食べやすく切る

煮干し 気血脾…3本

昆布…5cm角×2枚

みそ 気脾…大さじ2

1　鍋に水400～500mℓを入れ、キッチンばさみで細切りにした昆布、煮干しを入れる。

2　鍋にみそ以外の残りの材料すべてを加え、火にかける。材料に火が通ったら火を止め、みそを溶き入れる。

【かぼちゃ、里いも】かぼちゃは粘膜を強くしてくれます。里いもは胃腸を強くしつつ、湿気を取り除く作用もあるので痰湿タイプの人におすすめです。